薄伽梵

薄伽梵

靜坐

這一檔子事

蘊

王蘊 先生／著

關於作者

一位深諳古典美學的藝術創作者，一位雅好品茗的茶藝家，一位精通天文曆算、陰陽數術的追求者，一位修學各路門派武學的功夫愛好者，一位傳承佛教八宗思想的在家修士，一位擁有西藏密宗四派傳承的祖古仁波切，一位擁有國樂和南管樂社音樂薪傳的創辦者，也是為了承續宇宙繼起生命之使命而創立多處協會的開辦者，同時經常受邀於各國宗教團體、古剎、學術機關和學院演講、開示和弘法……。

先生是一位宛如電影小説般不世出的隱士，是融合東西方文化傳統精髓及現代西方世界觀的心靈導師。從出生開始便經歷且擁有不同於他人的生命歷程，因此造就了化外出世及種種不凡的體驗與覺受。上師擁有來自各派金剛乘傳承，從印度、西藏、不丹、尼泊爾諸法王上師中獲得口訣傳承，足跡踏遍美國、中國、澳洲、日本和韓國……

不同地方，在尋訪心靈導師的學習路途上，遇到不同的奇人異士，包含隱居方外的道長、中國禪林的高僧和西藏成就的法王仁波切等等，其所經歷的真實人生故事，宛如電影中的人物般激勵及撼動人心！

先生素愛閱讀各類書籍，從東方的孔孟儒家學説、仙道之學、佛家的三藏十二部經典，以及西方的心理學、哲學和文化歷史各皆深入研習探究，並於各項技藝方面，包含東西洋等各式繪畫技巧、書法、瑜珈、養身都有非常深入淺出的研究，也曾受聘為諸多企業之管理顧問。並精通及了解各類失傳的命理占卜之學，包括易經、占星學、塔羅牌占卜和奇門遁甲，還有密宗各類卜算法等等，難以勝數。

先生從十八歲起即與大眾結緣，在其三十多年的教學生涯中，觀察到現代人身心上充斥著各種不同的困擾及需求，所以總是夜以繼日地運用他多年來不同的人生體悟及知識分享給有緣大眾，並且很生活化地將艱澀難懂的經典理論結合於生活之中，讓更多人能夠更實際地去體會、發現、開展更多的創意，使其能活用在日常生活之中。

先生總是具有超越眾人眼光的突破及創見、時時刻刻準備著更多能夠解開我們心靈枷鎖的配方良藥，針對現代不同人的需求給予對症下藥的妙方，相信終有一天世界上的人們，能夠在每個心靈的角落找到屬於自己的一方淨土。

【出版社編輯序】

靜聽八方 宴坐觀心

——與呼吸共舞　自己即是大醫王

「我們什麼都有，也什麼都沒有；這是希望的春天，也是絕望的冬天！」作家狄更斯曾如此寫道。如果用來形容這個時代，他或也會說：「這是一個最開放的時代，也是一個最混亂的時代！」於今網路資訊無所不在，人類的思緒卻也隨之四處亂竄，競逐在「我要我想」的物欲世界，大多數人都被生活板塊擠壓得喘不過氣來，壓力指數破表，精神焦躁緊繃，病痛纏身卻無解，身心煩憂卻無方。

大多數人也只能在身體出狀況時去找醫生，或者指望靠藥物來解決問題，當今許多醫院因此成了現代人治療身心病痛之所，但許多疾病連醫生都束手無策。很多人知道珍惜生命，卻無法從根本下手；雖明白人身難得，但這個「人身」卻是人類付出極高的代價所換來的短暫居所。於是我們不禁深思：難道我們的肉身就只能被迫如此地度過這一期一會的生命嗎？難道身體的煩憂之苦，永無止息之時？

答案當然不是的。歷史殷鑑不遠，許多祖師大德一生風骨行誼的人生歷練，即暗藏著對治當代人身心的各種法寶，其中靜坐即是重要的法門之一。

靜坐法門提供想要自我覺察的人，去發現去探索身心互為作用的源由，同時讓我們清楚造成身心生病的主要原因何在。我們將發現那個越來越脫離掌控的心意識其實牽連著身體的每一個環節。試問你有多久不曾一個人靜下心來獨坐了？你有沒有嘗試過單純只做「專心呼吸」這件事？這樣簡單的動作，竟已遠離我們「網路上身」的現代科技生活了！

然而如果告訴你：這些簡單的動作，即能強化你在新世紀中面對競爭所需的正面能量，它還能有助於改善現代人最煩惱的心血管疾病，且獲得這些還是免費的，只須依靠自己就能幫助自己，且告訴你這是一帖絕對有效的情緒管理處方時，或許你會懷疑這是過於誇大的廣告詞吧？

答案當然不是。無數透過實修而獲致健康的案例就在眼前，許多人通過靜坐讓自己的身心更健康，這都是從古至今的不爭事實。

生命會自己找出路，奇蹟常躲在細節處，《靜坐——這一檔子事》就是一本簡單而深入的活教材。作者筆下所稱的「師父」這位末代高人，讀來有如古代仙人傳奇，他為弟子講述其追隨多位道門修煉者而獲得的靜坐經歷，至今仍是修身養性的寶典，中國老祖宗的文化是千古不朽的，這些不曾消失的法寶，可以說是為當代人的身心健康揭開一片曙光。也許有些人會覺得這些經歷似乎太過夢幻了，畢竟於今的我們是處在一個科技影像逼真的年代，所有的武林高手雖無處不在，但卻是拜影像合成或動畫所致的科技效果。在現實生活裡，我們已經很難再重逢消失的經典了，因此有人或許會認為這些都是難以做到的傳奇故事罷了，但其實你只需要拿起書跟著做看看，經過實修實煉，身體即會告訴你結果。

《靜坐——這一檔子事》的內容將古老中國道家對靜坐養生的身心知識與修習訣竅，透過作者回憶當年師父的教導與自身修煉等經驗，將中國道家傳統妙法流傳了下來，此傳承已歷經千年以上，其寶貴自不在話下。靜坐法門，毋需醫藥、毋須器材，其竅訣最重要的就是從自身做起，從放鬆開始，然後逐步地修煉靜坐功夫，簡單且簡便。根據多年下來累積的經驗發現，靜坐確實有助改善高血壓、糖尿病，幫助調和內分泌、助新陳代謝，促進健康長壽——依照本書的心要口訣，配合靜坐與站樁，如此簡單的方法非常適合忙碌的現代人：因為你只需要一個坐墊、一方容身的空間、一顆安住的心，然後滌慮煩惱、放鬆身心、放下俗務，讓自己融入每個當下，與自己的呼吸共舞。

靜坐提供現代人慢活的生活方式，慢活就是慢下來、靜下來。因此靜坐最主要的竅訣即是首重字面上的「靜」字，靜到極致，方能安然宴坐，也才能好好地用心覺察自己的身體需求，諦聽自我內在的聲音，體會每個流過的感受，通過不斷地自我練習，偃息一切煩惱念頭，逐漸放下外物外境。

當身心獲致寧靜，就不用花大筆錢去追逐青春永駐、健康長生，也不會因焦慮急躁而失眠了。當代人連要睡個好覺都是奢侈，這多因念頭奔騰，身心俱焚所致，所以在《靜坐——這一檔子事》披露了許多道家閉門傳授的竅訣精華，主因即是作者不忍見現代人長期處於身心煎熬受苦，且病急亂投醫的盲目現象叢生。

本書指出：珍寶不在他方，珍寶就在自身，我們卻往往忽略了自家最珍貴的藥方，所謂「自家」即是源自中國道家傳承的古老智慧，以及回返自身自性，我們將發現身心的奧妙，色身如一座小宇宙，每個人本來就是療癒自己身心的最佳醫王。

靜坐之前先靜心，反觀自省，內求寧靜，當心中無物，身心即宴如。按照本書所指導的逐一練習，有朝一日，不僅身體可以自己作主，心靈也如朱熹所言：「暫釋塵累牽，超然與道俱；不有塵外蹤，何由散寂寥。」

身心一旦如流水般地活潑自在，我們在行住坐臥中就能和整個大千世界打成一片，任它紅塵滾滾也終能拂去塵埃。最後不為物欲所累，不為形器所滯礙，身心空寂閒淡，平息內外沸騰，重返身心靈的桃花源，所謂「行到水窮處，坐看雲起時」、「採菊東籬下，悠然見南山」之境即忽焉現前！

與有緣者共勉之。

目次

靜坐　練習

靜坐

行住坐臥食

天地之間只有一生死，宇宙之中只是一流光，
所以在短暫的人生中，如何可以讓自己的生命熱能發光，
重要的在於生死之竅，必須儘早獲得。
你們年紀尚輕就能碰到久視長生之道，想必也是一種緣份。

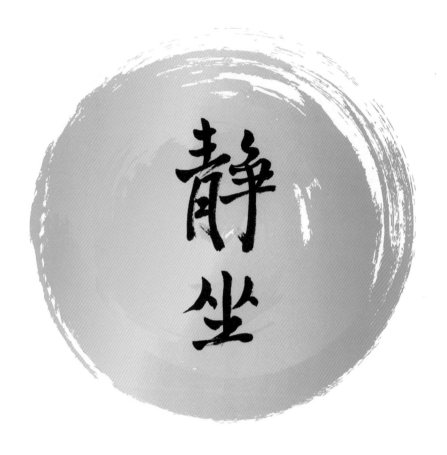

在春光明媚下的靜坐初體驗

我在十六七歲的時候，第一次去到師父的住所時，當時只覺得心中的感覺很溫暖、很寧靜，在台北很少有這樣子的居住環境。大門是由兩片推軌式的草綠色鐵門組合，支撐大門的是一整排紅磚點綴著八卦形鏤空的小窗花。進去大門後，兩旁各種植著一株高聳入天的樟樹，旁邊還有一株超過屋頂的榕樹，令人印象極為深刻。在榕樹上，師父養了兩籠綠繡眼，夏天的時候外面一圈七里香，隨著溫煦的夏風吹拂著，那種沁入鼻尖的香氣令人心中自然升起一股很溫暖幸福的感覺。時而從榕樹飄落下來的落葉，伴隨著小鳥嘰嘰喳喳的鬥叫聲，形成了另外的一種氣息。這裡有一片草坪，雖然不大，但足夠十幾二十個同修一起打坐，草坪的正前方有著四五階由七厘石砌成的台階。這是一棟日本外交官留下來的房宿，裡面非常地樸素，簡單來說，看到的就只有榻榻米、檜木的木質地板和竹子。落地的木頭拉門是用木條區隔紙糊的門面，上面有著不同的畫作內容。印象很深刻的是一整片大大小小的鶴，有的飛翔、有的棲息、有的覓食，各有各的神態。

每個星期有三天，來自不同行業的師兄姐都會來此處學習靜坐，唯獨我是每天早晨四點半到五點間都必須風雨無阻地來到師父的住處，接受師父對我慈悲的指引。在多年中，眼看人來人往，也結識了不少善緣，從這些師兄姊身上聽聞了許多關於靜坐的見證和感應，其實對於當時初學的我是有很大的助益的。

印象很深刻有一位師兄，當時年紀已約莫七十多歲，他已經在師父身旁服侍多年，操著四川口音。他曾經對我們說過，他剛來台灣的時候全身都是病，又沒有熟識的醫生，特別是高血壓一發作時都到兩百多，又有糖尿病，再加上身體肥胖，由於要寫作和創作藝術，夜半醒來數次又無法安睡，這種身心上面的折磨，令他痛苦不堪。直至師父教他基礎靜坐之後，漸漸地開啟身上的關竅，最後師父教他如何呼吸的竅訣，他每天只要稍有空閒便專心地打坐，一天有時多達七八次，他說道：「剛開始我沒有辦法雙盤，連單盤都沒法支撐到五分鐘，師父說：**『沒關係！你用最舒服的姿勢就可以，要注意的是你呼吸的方法。』**」就這樣他連續有半年的時間從未停輟過靜坐，從五分鐘到最後的一坐一個鐘頭，他說到他當時的過程：「剛開始大約是兩個月左右，感覺到兩條腿不會冰冷，也不會痲木、僵硬，反倒有一股熱流從腳底的湧泉漸漸地由下往腹部移動，丹田的地方也有一股暖氣，由前胸後背漸漸地爬升，但為時不長。這段期間，自己發現食慾增加、夜晚無夢，服用的血壓藥減半，白天精神已無往昔的萎靡狀態……。靜坐到了約半年的時候再去診所，醫生說血糖已經幾乎正常……。」

靜坐改善家族遺傳疾病

在旁邊一起圍坐著聊天的師兄弟當中，也有一位年紀大約五十歲上下的師兄，就很興奮地請問這一位年長師兄：「我因為有家族性遺傳的高血壓和糖尿病，再加上長年都要交際應酬，喝酒、吸菸是避免不了，這兩年有愈演愈烈的趨勢。最近身體一直消瘦，整天都覺得很疲倦，有時候頭很暈眩脹痛，這會影響到我的業務推廣，想請教師兄，像目前我這種狀態，應該如何是好？」

年長的段師兄是一位性情中人，再加上文藝氣息的薰染，平日裡就很照顧我們這一群小兄弟們。「師父最初告訴我的其實只有幾句話，當時的醫學條件不是太好，甚至於有時醫生開錯了降血壓的藥，讓我更不舒服，有時候真有生不如死的感覺。記得當時師父跟我講：『**靜坐必須持之以恆，不能一曝十寒**，現在你的精氣神都有虧損，你下手的地方便是要少用精神、少用氣，多養精神，補精氣。』因此師父叫我和太太先分床三個月。因我當時來台娶了一位小我三十歲的台籍老婆，師父囑咐我要補虧損破漏的身軀，需得從「百日築基」開始。師父教了我一些日常飲食要注意的事項，同時開了一些藥方，叫我去中藥鋪抓藥。他說這段時間最重要的是要少欲、養氣、多打坐，待一段時日看看。」

「段師兄告訴我們他根據師父的方法，真的做到了將近四個月的時間沒有和太太同房，而且也清心寡欲，甚至於連念頭上都未生起過男女之間的情慾念頭。師父當時教他的其實很簡單，就告訴他：「**你有空便做，先不要講究腿的姿勢，只要按照我告訴你的口訣，眼睛輕鬆地看著鼻子前端約一個拳頭處的地方，先不要管呼吸的進出，只要身心放鬆，讓大腦中不要存設著任何的思想和雜念**，先這樣子做一個禮拜。」接著師父再告訴他：「在每一次打坐之前先放鬆全身，從頭至腳的毛髮、皮囊、骨骸、血肉、五臟六腑和細胞，配合呼吸，但一樣還先不急著理會呼吸的進出。」就這樣子又是一個禮拜過去，但是很奇怪地，段師兄說他根據師父的方法做了之後，很明顯地血壓有降下來，晚上可以很輕鬆地入睡，中間也沒有不斷地起來。

心息相依

「這樣子大約過了一個月以後，師父跟我說：『之前我對你所講的這些方法都是根據道家祖師呂純陽所說的，你靜坐時只要能夠把握住不要有雜念，不要有欲念，清淨你的思慮，最後心息相依，漸漸地你便會覺得精氣充滿，神清氣爽。這些如果長時間維持住，對於人身體裡的五臟六腑都有自然調節的功效，這同時也呼應了《內經》裡面所說的原理。特別是你的心血管長久有問題，如果可以暫時停止一切不必要的雜念和妄想，身心放鬆，心臟的功能便能幫忙協調營衛其他器官，你的氣血循環就會順暢，心神自然就可以平靜。如果飲食上少吃紅肉，飲食避免精緻，少油、少甜，多吃用燙煮的青菜，一段時間之後，你的身體自會轉化。』」

獨特靜坐法　激發大腦潛能

大夥就在平日裡師父的會客室有一處大約二十席榻榻米大小見方的角落有一張長形桌，師兄弟們就邊沏茶，邊聽著這位資深的段師兄講述著他學習靜坐的過程。

「師父雖然是一位儒將，但他的家學淵源和醫道頗深，從父親以上共有五代行醫，而且醫術精湛，造福梓里。師父從小耳濡目染，無論是針灸、經絡、膏丸製作、矯治筋骨……，還精通各類拳術、刀劍、棍法。因此他所傳授的靜坐功法，並非只是傳統一脈的靜坐法，而是融合了不同體質，因人而異，並且配合醫藥行伍、飲食養身、導引氣功而教授，所以功效又別有不同。」

段師兄說經過一個月以後，師父才告訴他如何地盤坐，以及盤坐的意義和道理，同時配合呼吸的竅訣。

師父跟他說：「當你覺得身體很沉重、很虛弱、很萎靡的時候，你就把注意力集中在你吸進來的氣上面。當你覺得精神太過興奮，雜念太過旺盛，好像身上有股燥熱欲動的氣竄盪著你身心的時候，你就把注意力改成放在你呼吸時的出氣上面。從一數到十，從十再往回數到一。在你數呼吸的過程當中，儘量讓你的注意力集中在呼吸的進出，但是千萬不要刻意要去斷除或壓抑你的雜念，一切順其自然，否則反而會使火氣上升。漸漸地如果運氣好，就可以達到內守一真的境界，但是勿盼勿求。」

段師兄因為心血管的問題，導致他生活上產生了諸多困擾，所以其實平日裡他也極注意醫學相關的文章和資訊。他自己有對我們說過：「當我們在靜坐的時候，由於身心的放鬆和呼吸的均勻柔順，導致我們的大腦皮質處於放鬆的狀態。這時候根據每個人打坐的經驗長短，腦波便會呈現不同的節奏和變化。這種變化對額葉和下視丘都有影響，因此對於身體上面的中樞神經和交感神經以及其他的功能，都有極大的幫助。當然，後來我知道為什麼我的血壓可以不用再用藥物？心臟功能為什麼會恢復正常？這也和全身的血管由於得到舒張，降低心臟肌肉的耗氧度，得以改善心肌的運血功能和抗氧化的效果提升有關。我的寫作品質和創作量也明顯地提高，主要也是由於靜坐時左右腦在和諧狀態中，可以被激發出它的潛能。當然對於身體其他的各部器官，無論是內分泌或新陳代謝，都有不可思議的效果。」

靜坐配合數息

段師兄再度說明：「當我打坐將近一年的時候，師父看我的鼻息和呼吸還算均勻、微細，不會忽長忽短，也不會突然之間中斷，接著告訴我，**吸氣的時候要把舌頭輕輕地往上抵住上顎，吐氣的時候把舌頭下捲抵住下顎**，但為時不用太長，依照個人身體狀況，只要到達口水津液充滿，便可停止此動作。

當口水充滿整個口腔的時候，便要用舌頭攪拌無數次之後，分成三小口吞嚥，用意念導引進入到丹田處。師父說經由入靜之後所分泌出來的口水，和一般人的口水大有不同，它會產生酶，進入到我們的腸胃之後，對腸胃的功能有不可思議的妙處。接著師父告訴我，慢慢地呼吸會愈來愈細愈長，再進一步就會氣沉丹田，在這一個關節上多修煉一段時間。」

段師兄說當他再度按照師父的方法修煉，過了三個月，他發現打坐的時候有一股熱氣經由湧泉上達丹田周邊，漸漸地這股氣又從腰部環繞到後腎，緩緩地往上移動，過去從來未有這種經驗，所以有點緊張，後來便去問過師父。師父告訴他這是自然的現象，不用去理會，**要保持住虛極靜篤，不要在身體上面太過著墨**。但是需要注意由於一段時間的療虛過程，現在身體漸漸恢復，有些人反而會有慾望熾盛的現象，所以某些男性會有陽舉的狀況，或者有慾望衝動較多於前，這個時候要特別把持住，否則便功虧一簣。只要恢復到把注意力集中在鼻子的尖端——有一顆透明無形無相的球體。注意力集中在此，漸漸地這種慾念就會遠離。

氣動與慾望有關

「先人每教人止念，念頭不住亦枉然。」一段師兄說：「這是他老人家在我練習靜坐初開始時，他也曾提醒過的一句話。很多人在這上面極難捉捏，因為雜念就像千尺之上的瀑流，極難停息與控制。若一再此上作意，又會變成束心太過，久而久之也會成為病灶。這非一般人可為，也不可用意念強制克制。除非要修煉達到純陰之下一陽來復，但是這必須是屬於心念上的，而非肉體上的，所以在這上我也極長一段時間極為苦惱。

後來師父說：『**一切自然，切莫捕捉，萬緣放下，只留一炁。**』

經過一段時間我苦苦參究，才了解到這一炁原來就是我們的心。當時去向師父印證，師父說：『瞎貓碰到死老鼠，雖不中，亦不遠，你就在心念上像調琴般地用去。你們年輕，其實剛下手的地方是很簡單的，打坐、數息、盤腿、呼吸、守竅，剛開始時都非難事。困難的就在於血氣熾盛的時候，一旦入靜，有時極容易就會氣動，而氣動的時候通常都會來自於慾望處，即一般人誤認為是一陽來復。其實很多人十錯九蹉就在這個地方，甚至於產生漏丹，或者習慣性漏丹，這是很危險的一件事。還有人把通關竅看成是一件簡單的事情，氣有真通和假通，一般初學者所謂的通都是不正確的，有些通了之後若沒有明師指點，很容易便會致病，這一點不能不謹慎。』

所以師父所講的一句話極有道理，也就是『師法自然』，重點便在於用與不用的意念之中那點妙處。」

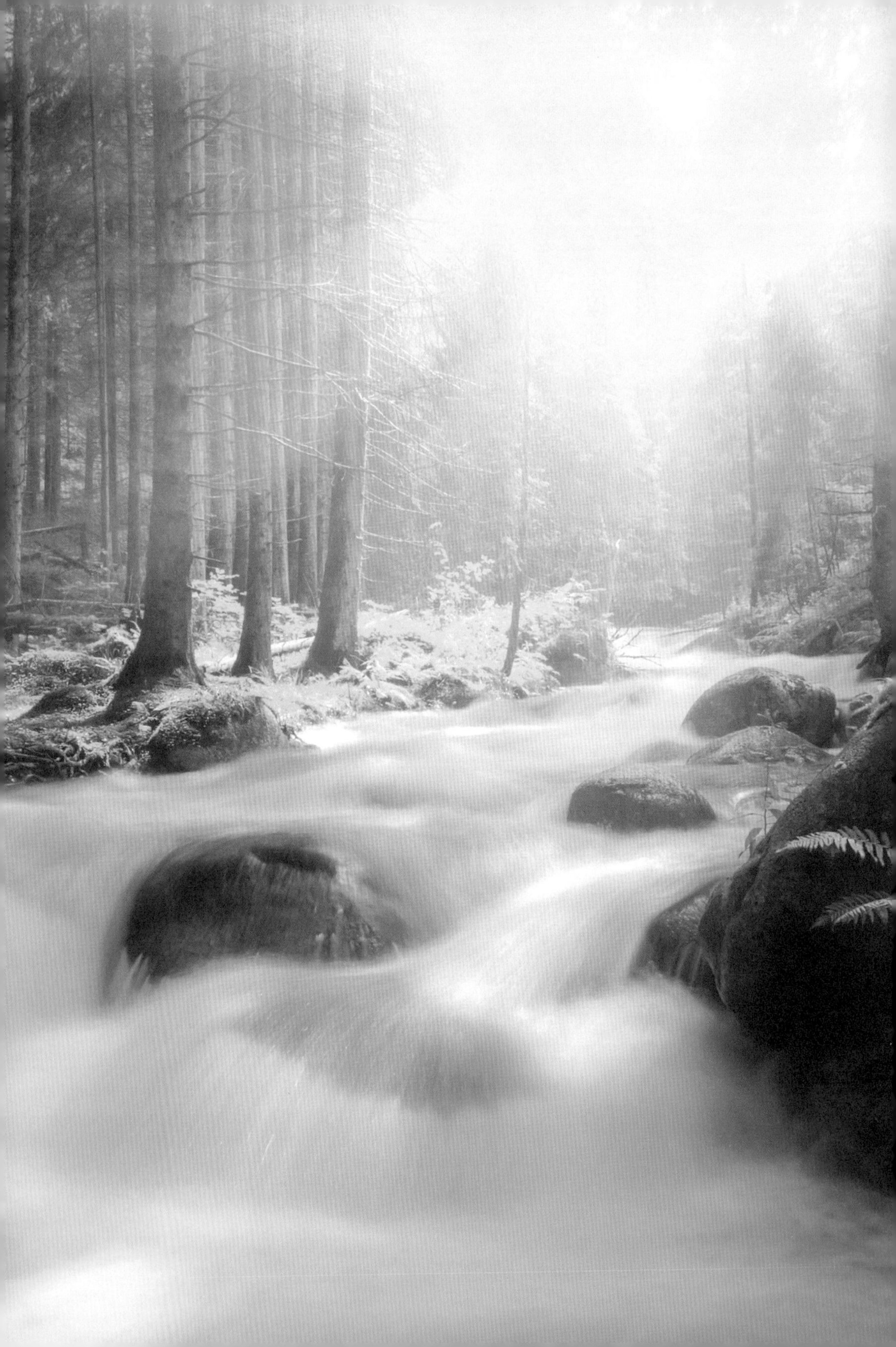

失眠症的靜坐對治法

當時在場有一位同修年約三四十歲上下，他來師父處學習靜坐也已經三年多，他也請問了段師兄一些修行上面的問題：「因為我從事的是業務工作，本身又是單位主管，所以有業績達成目標，而且又有部屬需要帶動。可能因為這樣子的緣故，近來壓力太大，導致這段時間都睡不好。特別在打坐的時候心都沒有辦法專注，跳動得很厲害，胸口處總覺得有一股悶氣出不來，因此打坐的效果並沒有太好。不知道師兄碰到這種情形，都是怎麼對治？」

「這種情況相信在現代人是經常有的事，失眠的原因當然很多，中醫裡面這個叫做不寐症。過度使用腦力的人、年歲過高的人、痰症過多的人，或者是身虛心煩氣躁的人，這些情形之下都會有睡不好覺的情形。你的狀態是屬於用腦過度，思慮過多，因此血液都集中在腦部，氣血循環不好，所以變成氣虛而心浮。這個在中醫來說，也可以說是水火不交，要找有經驗的老醫師，轉化變成水火既濟。如果靜坐到了較高境界的時候，有一個口訣叫做『心念止於背脊中』，所指的就是這個方法。」

段師兄對於失眠也是頗有經驗，再加上他從師數十年中，從師父處也對岐黃之術頗有入處，常看他幫一些同修把脈問診，前幾年也考取了特考執照，正所謂久病成良醫。

段師兄後來有再對我們說明，有關失眠的症候是由很多原因構成的，有時候腸胃不佳，也會導致睡不安穩或頻頻起床的現象，總之必須對症下藥。段師兄後來針對這位吳姓同修建議了一個方法：「我建議你在臨睡前一個時辰，要把所有公司的事情全部拋諸腦後，多聽音樂或看一些休閒性的節目，或者是看一些軟性的文章。同時**睡前可以用鹽巴水泡腳，用臉盆浸熱水大約十五分鐘到半個鐘頭，把所有的血液往下帶動到腳部。然後可以用手按摩或用拳頭敲打後足跟的中心點，不宜太用力，舒服為原則**，敲打和按摩均可。」段師兄講到這裡，看我們好像都很感興趣，吳師兄也都全程把筆記抄寫得一字不漏，這對段師兄來講更引發了他的勁頭。

他說：「早期我睡眠障礙很嚴重的時候，師父有教我一套全真派的臥睡功法，中間有一式我認為對現代人來講，既簡單又容易操作，我現在也一併和你們分享。晚上睡覺時記住要先休心，後睡眼，呼吸調和很均勻，兩手自然平放在大腿兩側。此時將兩腳豎立，隨著呼吸，鼻孔出氣的時候，兩腳掌往前扣壓，吸氣時腳掌再度還原。如此身心放鬆，隨著鼻子吸、鼻子吐，嘴巴閉起來，自然做到睡著為止。這個效果對我而言，極有用處，每每數沒幾下，就自然睡著，而且品質極佳。很多次老婆早晨都會對我埋怨，整晚被我的鼾聲吵得無法安眠！」

辦公室的養生站樁法

「師父其實教過我許多站樁的動作，其中有一式也蠻好的，如果坐辦公室的人每隔一個鐘頭起身做一做這個姿勢，也可以讓全身的氣血循環達到順暢，同時也不會讓血液過度地集中在上半身，特別是腦部。」旁邊的小李比較急性子，馬上就向段師兄請問：「師兄是不是可以現在示範給我們看一下？」段師兄點點頭，起身就在木板上做了一個動作——兩腳與肩同寬，全身放鬆，到完全鬆透時兩腳自然鬆沉約十五度；此時自動提起雙手至胸前處，兩手十指相對，中間區隔約一個拳頭的空間，自然平舉，掌心朝己，兩眼平視著正前方一個定處。初時呼吸任意自然，到全身放鬆時再開始細數呼吸數，從一到十，再從十到一。

如果血壓較高的人，當數息到全身極放鬆的時候，可以把注意力集中在湧泉穴，如此可以讓血液往下流走，久而久之，對血壓是會有幫助的。如果是腸胃機能不好的人，調整呼吸到輕鬆的時候，可以配合吐納，吸氣的時候稍微用力，想像腹部往背部的方向內縮，氣貼背；吐氣的時候自然放鬆，腹部往前挺出。如此反覆做到舒服為止，這有助於胃腸的蠕動或便秘。總之，有各種應用的技巧，根據個人所需，都可以在基本站樁上獲得利益。

搭配氣遍全身法

段師兄講完這些步驟之後，接著他有吩咐我們：「無論做任何動作，如果做完有配合氣遍全身收功法，效果會更彰顯。」剛來沒多久的一位在公家機關服務的中年師兄，他聽了就說：「可是我們不知道關於站樁，是剛剛才聽師兄講到，至於氣遍全身，我們更是不清楚，不知道是不是也可以勞煩師兄指導一下？」

「當你做完每一段功法要結束之前，你就可以做氣遍全身這一式。承接上式，兩腳與肩同寬後，自然提起雙手至胸前，雙掌掌心朝下，胸前雙手緩緩往下滑至腰際；兩腳緩緩下蹲姿往下滑動，到底時雙手平舉往前，兩腳起身；配合雙手往上高舉過頭後，雙手按照原式往下平放至胸前和丹田之中，稍微停頓，如抱一球狀。接著腰部以下不動，腰部以上往左扭動後還原，再度移動身軀往右，再度還原。此時抬起左腿輕鬆地往左方踢挪，再度抬右腿，往右方踢動，還原後雙手平放在大腿兩側。這個動作就叫做氣遍全身。」段師兄很慈悲地詳盡對我們說明，並示範動作。

讓生命發光發熱的秘訣

在當時，我的年紀應該算是所有同學中最年輕的，也因為這樣子的關係，聽聞碰觸見識到許許多多不同類型的同修——有的是因為醫藥宣告無效，有的是因為希望透過靜坐可以解答人生的一些疑問，有的是慕名而來。總之，大家齊聚一堂的目的，都是為了從師父處獲得金針引渡，對於身心或智慧都能有所提升。

師父曾經語重心長地對我講過：「我求道習真，尋仙訪異，中間經歷過為人所不知的艱辛歷程。最後還是體會到修行、靜坐這些都是本份事，也是屬於自知自明、自神自明之事，旁人是使不上力、幫不了忙的。天地之間只有一生死，宇宙之中只是一流光，所以在短暫的人生中，如何可以讓自己的生命熱能發光，重要的在於生死之竅，必須儘早獲得。你們年紀尚輕就能碰到久視長生之道，想必也是一種緣份。

現在許多人一骨碌地追尋氣功和神通，這其實是很危險的一件事情。也很多人認為從靜坐便可以藉由打通任督二脈，了解到所有一切天地間之情事，這皆是因為不了解靜坐原理的人，才會有此妄念。過去我們在學習靜坐時，其實必須先了解靜坐的原由，最初我接觸到的第一位啟蒙師是全真派的一位道長。」師父準備要對我介紹他從年輕時習道、靜坐所得到的一些經驗談。

走入古老中國的道家世界

「從前師父就跟我開示過，現在的道家和過去的道家其實相去甚遠，過去道家的涵蓋甚廣，從老子的思想到所有一切道家的符讖、陰陽五行，都被包含在這裡頭。中國歷來佛、道都會有所交融，傳承一脈。在歷朝之中，隨著人才的輩出，道家的學說與思想，真可用插架萬軸、充箱盈架來形容，但各有見智，莫衷一是。

梁朝的劉勰甚至在他的著述中還把道家分為三個品次，他認為從老子以降，張道陵者才是正宗。因為有著書說道，強調無為，理宗專一，所著皆為出世之言，所以是他所最讚嘆者。他又把修仙說玄、服食藥石、借鼎馭女或除魑斬魅，認為這些都是旁門左道。也有人把道又分為方內與方外：道家一切的典章文字、傳記、經文，列為內；戒律、藥餌、房中術、符讖等，被列為外。

其實道家範圍雜又多端，儒家諸子各說之論都有論及，最後歸納為清淨派、煉己養息、服食藥餌、符籙科儀派……。但**如果缺乏正知正見，有時走入偏道左門，亦容易自傷傷人。**如古代之李少君、于吉、趙歸真、張角等諸徒，便是錯誤的例子。

我的運氣算很好，年少時因工作之便，和青城一帶佛寺、廟、觀都有往來，認識不少當代的佛道領袖和練家子。我的師父一入門並沒有教我任何的科儀、符籙和咒術，他只是叫我一有空閒便到道觀裡面的藏經樓看道藏經，因此大約有六七年的時間，我把時間都花在閱讀歷朝以來的《丹經》上面，再有不懂都可以請教道觀裡邊的道長諸師，收穫可謂多矣。因此對於道家之諸子中，無論是黃帝、老子、莊子、列子、赤松子、魏伯陽、陸潛虛、朱雲陽……，或者歷代善本、藏本近百家之珍貴典籍，我都有機會得以捧讀再三，實在是人生中莫大的福報。

尤其明代的《赤鳳髓》一書中有唐、宋、元諸修煉家所沒有的一些口訣，令人不得不嘆服道家之富且貴也。當中最讓我興奮的便是有機會展讀到我年輕時代最欽佩的清代六大名師之一的傅青主，他所藏的密本。傅青主和顧炎武、黃宗羲、王夫之、李顒、顏元——合稱為清代六君子，並且他的詩、書、畫、金石、武功、道德文章，都是受人所尊崇的，太原有名的傅公祠就是為了紀念他所建。我向來喜歡法書，因此對於傅先生所寫之碑帖都有特別去領略，尤其他所講的『寧拙毋巧、寧醜毋媚』的看法極有同感。傅青主由於家學的緣故，對於養身別有一番見解，他自己本身特別對黃精有獨特的用處，也曾說他的精神如此精爍，主要是從年少時便常服食黃精。」

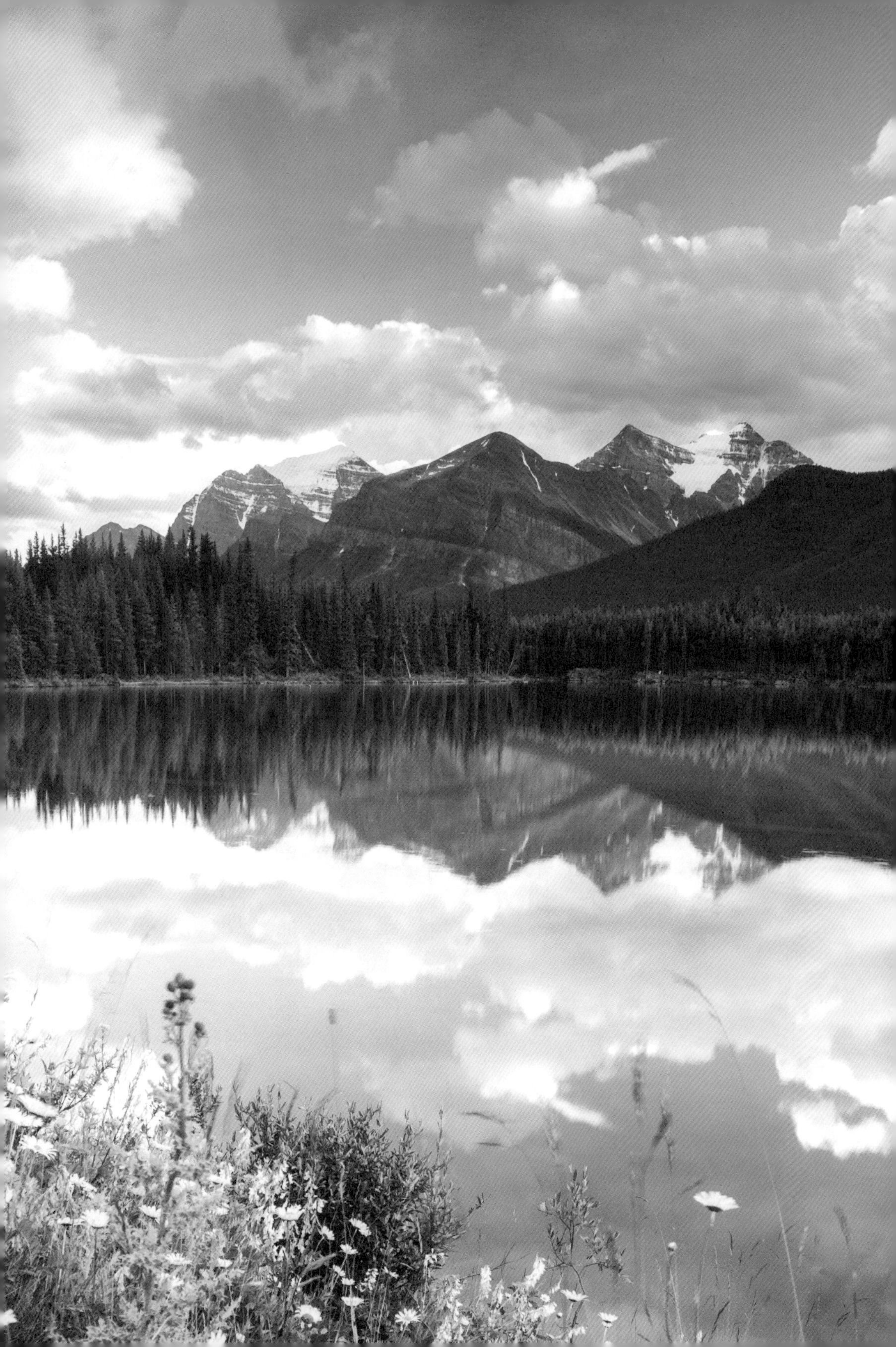

遍讀道家靜坐相關名作

「傅青主由於有孟嘗君廣攬人才，廣結十方豪傑，任俠好義之個性，因此對於朝野有莫大之影響力，所以頗受當朝之忌憚。他的言論、著述、所寫之詩文、所畫之丹青都被當作名山之作，達官貴人爭相蒐藏。因此傅青主可說是有清一代的傳奇人物，難怪後代有諸多章回小說都把他的生平編撰成故事。當我看到了由他所編錄的《丹亭真人傳道秘笈》和華陀的《玄門內造圖》，真的熱淚盈眶，感動異常，幾乎一有機會就抄錄背誦。其中有些玄妙之處也都私下請示過師父，尤其對於我閱讀《黃庭經》有極大的幫助。其他還有《道統大成》、《證道秘書》、《大道秘書》、《道藏輯要》……，真可謂萬世不朽之異典。當時只覺得能夠優遊於這些諸家修真之名句中，即便是成為書蠹也不足以為憾。」

當時由於年少，加上有課業方面的壓力，而且家中父母並不知我私底下跟著一位師父學習靜坐、氣功的事情，因此我是在隱瞞的情況之下偷習，所以只能依憑僅有的記憶，大致把師父當年所講述的一些重點零星地記錄下來。現在回想，真有入寶山卻空手而歸之憾，前塵往事不堪回首。

其實嚴格來說，中國的諸子思想到了周朝才有比較完備的系統，後來孔子自成一家之後，儒道才比較有涇渭之區隔。漢武帝由於聽從了董仲舒的建議，獨尊儒學，這段時間道家典籍被束之高閣，藏諸名山。後來到了南北朝時期，玄學竄起，七賢之輩引領風騷，因此又鼓動了老莊之學潮，此後道家之長甚久矣。

認真而論，道家之淵源開始於伏羲、神農氏，開宗於黃帝，最後集大成者是李耳，漸漸諸家都用道家為主流，陸續發展自己的學說。例如莊子、列子、商鞅的變法，後來的鬼谷子，再後的伊尹、黃石公，莫不都出自於道家之骨髓和血肉。後世的葛洪、魏伯陽、丘長春等也是屬於道統支分下的丹鼎派，後來的天文曆算、易術占卜也自歸為道教，其他說玄托怪、靈異神仙也和道教脫離不了關係。其實這個意思就是說，無論是內與外，和諸家立論之主張，所代表的都是這個民族的文化，但無論如何其實都脫離不了它的主軸，也就是整個中國的道統。

靜坐功夫不離心性

我陸陸續續地在道家師父處所學習的不單單僅是表面的靜坐和功法而已，因為師父所教示的重點，是在於修行人的品格道德以及他的心性。師父說：「**《易經》裡面所講的『窮理盡性，以至於命』，學習靜坐能不能進入到天人合一，最重要在於心性的鍛鍊**，如果只是一味地枯坐，就如同一灘死水一樣，絕對溫養不出真龍，對於色身是絕對不會有幫助的。因此有幾部書趁你現在還年輕，記憶力好，你一定要熟讀背誦，有問題要多問。現在也許你還不知道它的妙用之處，等到打坐功夫更勝一層的時候，你便會與它契合。」

師父習慣性地閉一下眼睛，略作沉思的模樣，是我印象最深刻的一個神情。「當年我在青城山，道長特別指定了幾部書，那就是魏伯陽的《參同契》，所以我過去一直以來要你熟背卦象，多讀《易經》，目的就是希望你在看《參同契》的時候比較沒有阻礙。因為這三卷《參同契》裡面都是依托易術中之爻，其實是在顯示把先天《丹經》之精髓，透過卦象盡情地揭露。因此只要是行家、大家，沒有人不熟識熟讀通達此書，你務必要多看。另外《抱朴子》總共有兩篇，你千萬不要把它當作小說看待。雖然它裡面也有談玄說密的部分，但是重點是要你去多了解宇宙天地之間和我們人身的小宇宙，以及古人如何製作丹藥的過程，如何修仙成真的過程。你要多注意裡面屬於養身的部分，至於他所談論的政治思想方面的部分，並不是你要著墨的地方。現在你正處於採小藥的階段，所以有些知識你還是得必備，有空還得早晚念誦《太上清靜經》，潤養你的心性。」

倒空杯中之水

「心要靜，主要在於能看破紅塵之中的名利、富貴與情愛。在打坐的過程中，很多人都是用意念去控制自己的雜念，這其實就如同在木頭上面加油，助其火勢，本末倒置。我們的心是不能用強制壓迫的方式教它不起心動念，轉化心念要從根本下手，這個根本便是人的欲望和執著。

你有沒有注意到，不靜坐的時候反而沒有雜念，但你一要入靜時，便會覺得腦海當中有如千軍萬馬奔騰不已。這個原理就如同你在陽光底下用一個裝了水的玻璃杯子，把它搖晃以後放置在桌上，你便會發現水質中漂浮著密密麻麻的雜質。我們打坐的時候，就如同這種狀況。因此**你要讓自己的心清淨，唯一的方法就是倒空杯中之水；就如同你打坐要入靜，便要先虛其心。**心雜則神昏，心虛則神明；心實則貪欲，心虛則空明。因此你在打坐時一定要先空其心，去其欲，也可以先念誦《心經》一至三次。無論是佛道二家，都把《心經》列為至要之典籍。特別是全真派有別於道家諸派，沒有佛、道門戶之別，宜多體會《心經》裡面之字句，都別有勝意。」

入坐前預備功夫

「如果臨入坐時，感覺身心困頓、昏沉，通體重澀，這個時候不要急著馬上入靜，要先採清去濁。簡單的方法便是用雙手輕輕地拍打、撫摸前胸、後背和四肢，接著雙鼻吸氣，意引丹田後，用口吐氣，有聲哈氣而出。哈氣時雙眼瞪大，如馬抖身一般，如此做三次，便會覺得精神振奮，塵勞去除。平日你也可以用我教導的六字訣，去除五臟六腑之濁氣。入坐時也要注意四肢、頭目百骸、經絡之調節導引，這是前行方便，避免濁氣滯留於身的方法。

入坐前先伸展四肢，按摩關竅，扭動頭眼，下巴壓頸，頭往後仰數次。然後還有頭左右傾擺數次，再度三百六十度旋轉頭頸數次。接著肩膀伴隨雙臂左右扭動數次後身體往前，雙臂壓低數次。接著再扭動上半身，左右旋轉數次，之後扭動腰部，左右一百八十度，和周身三百六十度旋轉數次。接著下來拍打大腿內側並摩擦數次，雙手握拳敲打臀部數次。接著雙手按膝左右旋轉數次，然後扭動雙足數次。再來就蹲下、站立數次，最後原地踏步，直至呼吸調勻溫和為止。這是簡易改良過的，適合現代人的入坐前預備動作。其實過去在山上的時候，道士們都有一套入坐前的功法，下座前也有一套八段錦和十二段錦的功法，對於色身的調節是有很大的益處的。」

放鬆身心 勿執一處

「我初打坐的時候，剛好有一位才在道觀出家沒多久的年輕道士，也大約不到二十歲。當時他也在學習靜坐，我當時的師父便叫我跟著他一起習靜。」師父邊講完打坐的事前準備動作之後，邊談起他過往在青城山習道的一些歷程和往事。

「當時我只一味地跟著這位小道士打坐，有時一坐便整個上午，或許是年輕氣盛吧！那一段時間身體也產生了很多反應。剛開始時是腸胃的蠕動加速，漸漸地有極大的聲響從腹中發出；有時候突然間會覺得有一股氣流直達眉心骨周圍。那一段時間常常會覺得閉起眼睛也好，打開眼睛也好，眼前都是一片光明。接著耳朵嗡嗡作響，像蟲鳴之聲忽遠忽近，後來演變成整天聲音不斷地在耳膜裡面響弄著，令我不勝困擾。當時我問了每日和我同修的小道長，他並沒有此現象，後來和他兩人便找了師父空閒的時間請教了他。

師父聽了以後好像已經見怪不怪，只是輕鬆地回答我說：『打坐的時候儘量放鬆身心，不要在身體任何一處用意，特別守竅一事如未經指點，切莫專執一處。你之所以會有看到光、耳鳴的現象，那是因為你把注意力都集中在腦部的關係，以後碰到這種狀況你只要把注意力轉移到下腹部或足心，就沒有關係。打坐的時候千萬不要緊繃，身跟心一定要放鬆，特別是心理狀態就任其自然。**雜念來的時候就讓它來，停留的時候便讓它停留。主隨客便，一切不管，何時走也不予理會，這便是放鬆的初步。**』

我們的身體主要生命的精髓都集中在臍部，特別是氣海，它佔據了整個臍部以下，這個地方是靜坐時比較要去注意到的地方。此處是靜坐時身體的核心和中心點，它可以主宰身體的重心。它就如同萬丈高樓啟建時之地基，就像埃及金字塔的最底層，因此為什麼靜坐都教人以注意丹田，理由即在此。臍部之上更重要的便是黃庭，若有人願意指示所在之處，配合心性之修持，便可發揮人類最大之生命潛能。」

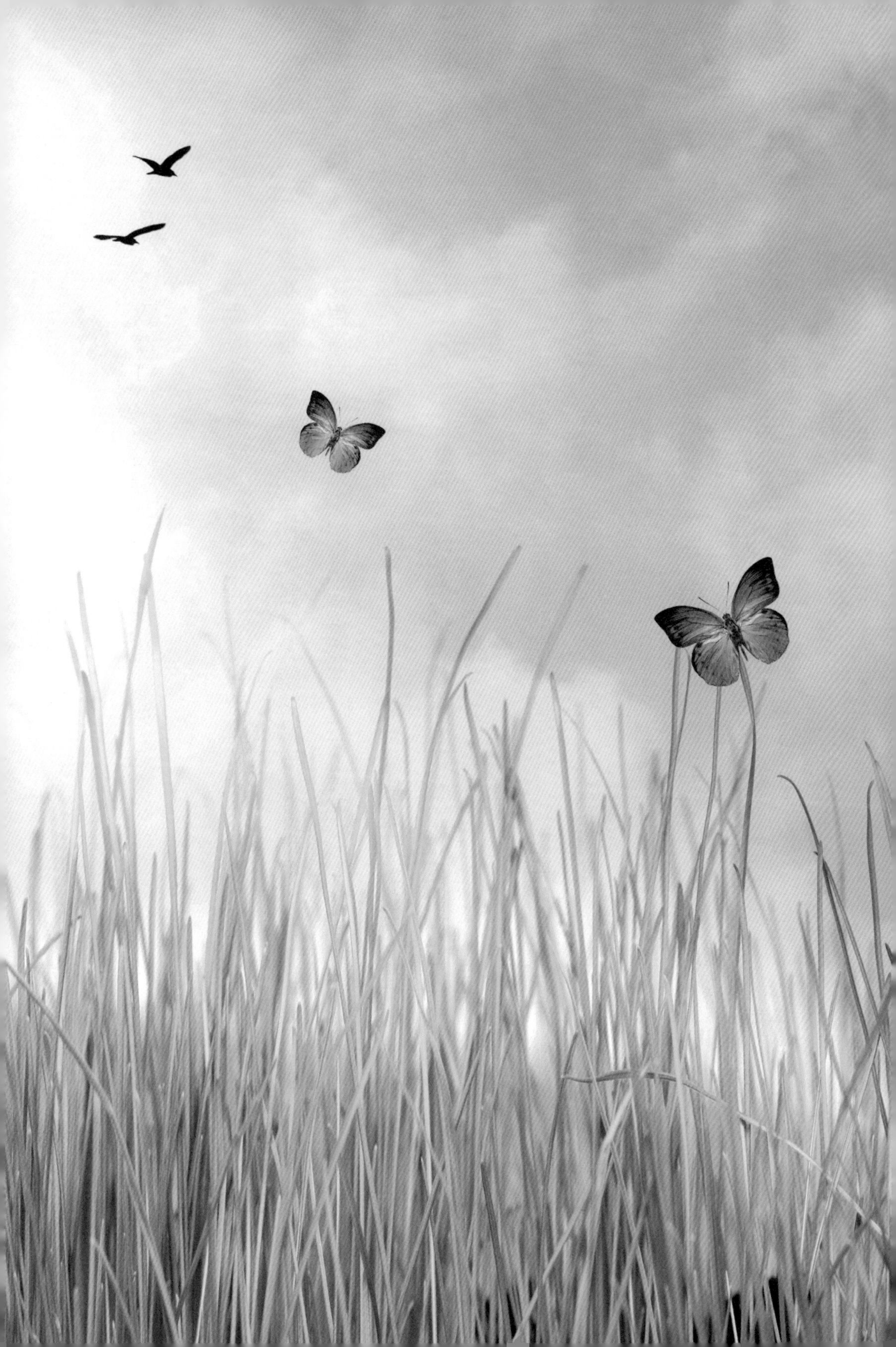

生命就在呼吸之間

「一般凡夫對於色身肉體的調節，皆處於無法掌控的狀態，只能依靠水、植物、陽光和攝取的各類食物滋補安養我們的肉體，但是一般人如果沒有被開啟生命當中的靈能，便不懂得配合呼吸吐納之奧妙。懂得利用吸氣和吐氣的煉氣士，他們透過吸進來的純淨氧氣，藉此可以讓人體靜脈中原本紫色的血轉化進入動脈，然後讓呼出的氣是濁氣、碳酸氣。

醫學家有計算過人類在正常的狀況之下，一天當中所呼吸的次數高達兩萬多次。依靠靜坐時所吸入的清氣，對於人體當中的血液淨化有莫大的功效！人之所以萬病滋生，莫不都是從血液裡來，而血液和呼吸有絕對直接的關聯。呼吸的方法若正確，所吸入的便是對身體內部有用處的氧氣。更何況我們身體裡無論是腹部、胃腸和五臟的運轉，也都和血流有著莫大之關係。

我之所以一再地提醒你要注意呼吸和丹田，主要原因是所有一切身體的反應都是跟丹田還有呼吸有關。呼吸的學問實在太大，如果你懂得控制呼吸，你便可以控制整個大自然。

像我師父當年在雁蕩山習靜的時候，一坐入定便是三個月。白日當中道觀的侍童都會送齋飯到師父閉關的山洞口，這個師父入靜的山洞口是用兩片木頭門所做成，然後用一個大鎖頭給鎖住。門的下方只留一個小洞，可以方便送飯，必須等到百日出關時，才叫護關的人拿鑰匙開啟。當時侍童每天送飯發覺飯盒都未曾移動、打開過，而且一天一天累積排列，每過一週，侍童便一次取回飯盒。所以從師父入靜之後就從未進食任何食物，因為他已經一直處在入定的狀態。

過去我曾經聽聞我師父說過，他們用傳承的口訣靜坐，許多前人都有極深的體會——例如他的師父就長年累月只喝流質的物品，從未進食過固體的食物，但卻精神抖擻，體力勝過一般健壯的年輕人，聲如洪鐘，雙眼如電，舉步若飛，永遠都是神清氣爽的模樣。

我師父當年就跟我講過『生命就在呼吸之間』，這句話隨著自己日常的修煉，體會就愈來愈深。人的一口氣如果上不來，就代表這個人已經走完了這一生，所以呼吸的重要可見一斑。我跟任何剛開始學習靜坐入道的人，都會在呼吸上面提示特別多。呼吸在我們日常所說便是出息和入息兩種，**你看這個『息』字就有意思了，上面有個『自』，下面有個『心』，這代表呼吸和自己的心性有關。所謂的『心息相依』便是一個暗訣，指的就是說打坐打到最後沒有出入息，只有一顆獨立高標的本心，呼吸便形成了一股氣，這個氣的作用就更大啦！**」

自己是生命的主宰者

師父對我說明了這段話之後，不知不覺也已經到了晌午時刻，通常在師父的宿舍都會有做飯人員輪流料理師父的日常飲食，以及供應假日來此靜修的學員。負責廚房工作的一位小青師姐，過去年輕時自己也曾經經營過餐館，後來生了一場大病，透過其他學員的介紹，師父幫她把病給改善，師父是一面幫她針灸和給予藥物，慢慢讓這位師姐恢復健康。在治療過程中，師父特別囑咐她每日一定要靜坐十五分鐘到半個鐘頭，再配合師父所教的站樁功法，最後才得以全然病癒。後來她的不治之症好了之後，她一方面年紀也大了，一方面也對師父感恩，所以發心調配廚房輪班和食物採購的工作。

我曾經聽她說過，師父其實平日極少吃東西，只吃少量的蔬菜，但比較特別的是師父吃青菜時都只是咀嚼而已，並未下肚，咀嚼完了之後便把菜渣吐出，放在碗盆內。也曾經很多年的時間，師父只喝特別的一些流質食物。

過去師父每年也都會有一百天的時間，在玉里山上閉關專修《黃庭經》的竅訣。師父在山上閉關的時候，每天都只喝山上的泉水，每次一百天的閉關都是如此，但也從來沒有感覺到師父有任何的不適。

曾經也有師兄姐很擔心師父如此，會不會因為營養不夠而導致身體上的差池？

師父對這些同修曾經開示過：「這些你們都不用擔心，真正的煉氣士只要服氣、辟穀，一口氣與天地同接，自然壽與天齊。你們知道過去的左慈得到了《九丹金液》口訣之後，他便在天柱山長期閉關存想，後來有了神通，三界之中所有的鬼神都可以召喚。當時曹操已經掌權，他從部屬中聽聞有如此異人，於是就派了人把左慈迎請過來。曹操要給他官位，他不要；給他美女，他也不要。曹操火大就把他關在一間石室裡面，上了鎖，還派了士兵輪流看守他，整整把他關了一年，這一年中完全不給他任何食物，每天只給他一杯水。一年過去以後，曹操想到了還有這一號人物，便差人開了鎖，把他領出來。一見到左慈的曹操嚇了一跳，心想：『這個人一年裡沒有吃任何東西，居然霞光滿面，真的是令人覺得不可思議！莫非如眾人所說的，他真的是一位活神仙？』於是他心中便想把左慈留為己用，但左慈不斷婉拒，最後因為傷了曹操的自尊心，曹操心中萌生了殺機。曹操故意善意地命左右倒了一杯酒，要為左慈送行，左慈知道杯中有毒，於是從衣內取出一把匕首置於杯內攪拌，哪知匕首斷成兩截。曹操惱羞成怒，命衛士取劍砍殺，哪知旋間左慈瞬即消失在人群之中！」

健康長壽的生活要訣

「人從母親的臍帶中獲得了極多的生命精華，只是後天縱情於七情，心中千萬種煩惱攪拌，因此消耗了生命中極多寶貴的能量。如果懂得返璞歸真，修道習靜，漸漸地便可以把人類最原始的能量帶動啟發，那時又是可以生機勃發。

在我的家鄉有一位當年已經一百五十歲的陳姓老人，他也未出家，他只說他年輕時得到一位高功道長傳授他『十二長生沐浴功法』

和靜坐守竅。他天天遵循道長所傳授的道功，到了一百多歲時，竟然還能夠精神煥發。眉毛和鬍鬚雖然斑白，但是身上居然沒有像一般老人的皺紋那樣深刻，而且講話極為風趣幽默，給人非常正面的感染力。人家問他有什麼長壽的秘訣沒有？老人都回答別人：『我平日裡不喝酒，從不抽菸，也不和人家生氣，過耳的事情馬上就忘懷，所想的都是別人的好處；我做任何事情絕不耍心眼，也不和人較勁，人家要我的位置我可以馬上讓出來，生我的氣我也從不計較；我心中所想的事情全部是歡喜快樂的事情，晚上臨睡前不想當日所發生的任何事情，快快樂樂進入夢鄉。』」

師父停頓了一下稍作思考：「從前還有一位李清雲老道長，活到了兩百多歲。這些人之所以能夠長壽，主要的原因都是來自於心和把呼吸控制地比一般人都好。現在一般人之所以毛病叢生，年紀輕輕地就走了，主要原因都來自於肉體和精神耗損太多，而又不知添補所致。」

道人奇功　世上罕見

在我的印象中，師父平日裡其實話是不多的，除了在他傳授功法課時，話才會稍微多一些。其餘基礎的道功、靜坐、樁法，還有太極拳、棍、形意、八卦等內家拳和導引術……，這些都是由資深的學長師兄所帶領。師父一生從不參加紅白喜喪，也不去探望產婦等等。除了與幾位來台老道友偶有往返或下棋、或論道、或詩詞評唱，或交換修行心得，其他時候師父總是靜默寡言，想必一切時中恆在靜中。但有時候也會有興致來的時候，話匣子一打開便滔滔不絕，有時候一整個下午也論述不完。

像這次便可能引發了師父的興致，師父説：「我其實當年在成都也碰過一位獨修的老道，此人不修邊幅，邋裡邋遢，葷素不拘，講話有時也瘋瘋癲癲的，但是卻是一位有道之士。我如何得知？在冬夜裡幾次大夥全部長袍、棉襖加身，圍巾、皮帽披滿全身，而他卻只有單褂一件，而且好多年都是如此，也從沒看他有畏寒之狀。反而有人得了急症，只見他豎立三指，在其身上重要竅位遊走，病人一直說燙燙燙，而且也冒起煙來，這是我親眼所見。像這一類的人我認識好幾位。平日裡我喜好託人打聽哪裡有高人，再遠我都前往，無論對方真假虛實、有道無道，我都磕頭供養。

還有一位從東北來的龔姓道人，據他所說，他年少時在北五台碰到了一位供奉劍仙的修道人，和他共住了七年，從他處學習到了以氣馭劍的本事。和他嫻熟之後，某次我想見識他的功底，便請他示範。他領我到戶外，此時正值春節，大概是初二、初三吧！天上飄著微雪，四川歷來很少下雪，但那年奇怪地從除夕前就一直飄著雪。當時我注意到一個狀況，這老兄走起路來居然踏雪無痕，應該也是他自己無意中流露出來的。當我們走到戶外，只見一整排的桂花樹和銀杏樹都被大雪披蓋得像一棵棵的聖誕樹一般，龔姓道人閉目凝神，雙眼注視著前方那幾株比人還要高大的樹木，他深深地吸了一口氣，迅速地從兩鼻孔出氣。奇妙的是當他用此動作出氣到第三回的時候，十步之前的樹木居然刹那間融化了。我那時心中被震懾住，心想一定要拜他為師。

我心中如此盤算著，於是和這道人返回他的屋裡時，我撲通雙膝一彎剛要落地，沒想他動作比我還快，用他的腳尖抵住了我膝蓋，我竟然動彈不得。他說：『少來這套！我從不收徒弟，咱倆做個道友就好。』這是我當年另外碰到的一位異人，後來想想可惜，我其實應該要多求幾次才對。過了若干年，經過人世的變化，他也搬了住所不知所蹤。後來我對這門功夫依然熱切地渴望，雖然經道友推薦介紹，也認識了幾位氣功底蘊極高的大師，但始終還是無法如我所願而作罷。」

專注守一　放空所有雜念

「後來我又碰到了當時人稱火神教主——劉止唐的高徒，姓錢，是位著名的中醫師，之後我們來往日深，也成了方外至交。他同我說到他的師父當年如何碰到野雲道人。劉師隨著這位道人學習了近十年，無論是色身和學問智慧，都有極大的長進，特別是內丹的心法。錢醫師說起他的師父時敬若神明，他說在他的生命當中從沒有看過如此這般的神人，精通儒釋道三家，著作等身，影響當時學界極大。據說他在科舉不利而又身染重疾之時，碰到了他生命中的貴人，也就是他的師父——野雲道人，當年他只是一位賣膏藥的老人。劉師見這位老人樣貌異於常人，知道他是有道之人，於是就請教他如何可以延年益壽？因為時間匆匆，老人只是告訴他簡單的性命雙修口訣。這口訣說起來簡單，只有幾個字『**存心養氣，存心養性**』。然後在日後的近十年中，劉師從老人處盡得內丹心法，所有昔日痼疾一掃而空。此後從中年近六十歲，一直到八十歲，還可以連生八個兒子，可見靜坐、煉丹之重要！」

師父講到這裡的時候，外面突然間下起了滂沱大雨，於是轉身進入了會客廳。我幫師父沏了一杯平日他喜歡喝的龍井茶，老人家喝了一口茶之後繼續說道：「這位錢醫師也算是有福之人，能夠碰到當年人稱老夫子的大家——劉止唐，後來我跟他成為好友後，常常都有修道習靜的心得互相交換。他同我講，劉派靜坐功法修煉金丹最大的口訣便是在於『內守專一』這幾個字，漸漸地便會進入虛無的境界。虛無之境中，便生一炁，這就是修煉的整個核心所在。」

師父說在道觀時，他的師父也曾經對他說過：「『服丹守一，壽與天齊；回精入息，壽至無極』，你現在的階段一定要配合此法，靜坐時隨著呼吸的出跟入，再進入若有似無的境界，這個時候就是表示你的雜念與妄想已經漸漸離開，此時剛好便是你用『守一』的功夫之時。**所謂『守一』，用現在的說法就是精神統一，如果你的注意力是在一個對境上面或呼吸上面，你的心意千萬不要用力，只要輕輕地帶動你的注意力在這個對境上就可以。**」

師父講到這裡，好像又想到了什麼事一般地說道：「剛才講到的劉派，我當初也曾請問這位錢醫師，當時劉師教導靜坐是否有別於他宗別派之處？錢醫師說：『當時我師父教我的時候，我覺得其實很簡單，並沒有什麼特別。他只教我輕鬆地單盤或散盤都可以，然後把兩隻手的拳頭握住，放置在肚臍的兩旁，掌心朝上。嘴巴不要張開，讓你的舌尖輕輕地抵住上牙齦。接著要暗示自己空掉心中所有的雜念，然後用雙眼和意念看著心窩處，輕輕地敲扣著自己的牙齒三十六下。這動作做完之後，再度把心中所有的雜念放空。完成之後攪動口中的津液，讓它充滿口腔之後進入到丹田，然後再檢視心中有無雜想。』

錢醫師接著說道：『然後輕鬆地把注意力放在丹田，配合自己的心要廣大如太空，心儘量做到不浮動，沒有任何的波紋。假如有念頭生起的時候，輕輕地吞嚥一口口水。打坐的時候萬一念頭迭起，可以放任不管，不讓自己的心有緊張用力的不適感是最重要的。』」

師父說：「所以後來我體會到，他這一劉派靜坐法最重要的重心就是在於觀照。他們有兩種方法觀照，這兩個方法，一個就是張開眼睛看著自己的丹田處，順便吞一口口水進入丹田；另外一個方法就是閉著眼睛看丹田，在靜坐的時候如果感覺有雜念紛飛，就把意念輕輕地專注在丹田處即可。」師父說，後來他歸納劉派的靜坐法，雖然在當年名震全國，說到底最重要的便是「置心一處」。也不用去斬斷心念或雜想，在走路的時候、靜止的時候、睡覺的時候，無論在一切時、一切地，遇有任何的雜念，便把注意力放置在丹田處；如果沒有雜念、妄想更好，便是用功修丹的好時機，那個時候也是輕輕地把注意力集中在丹田處。

師父後來同我說：「這種坐法雖然也會生起妙用，但也不可以太過於執著。而且我相信錢醫師所學的部分也並非完全得窺全貌，因為在和他過從甚密的數年中，我並未看出他有異於他人之處。但可以說的部分是他的身體狀態、氣色等等，的確是修煉的比一般人好太多。只可惜後來他忙於經營他的診所，用功的時間也就沒有太多，這便是修行人經常會碰到的關口。」

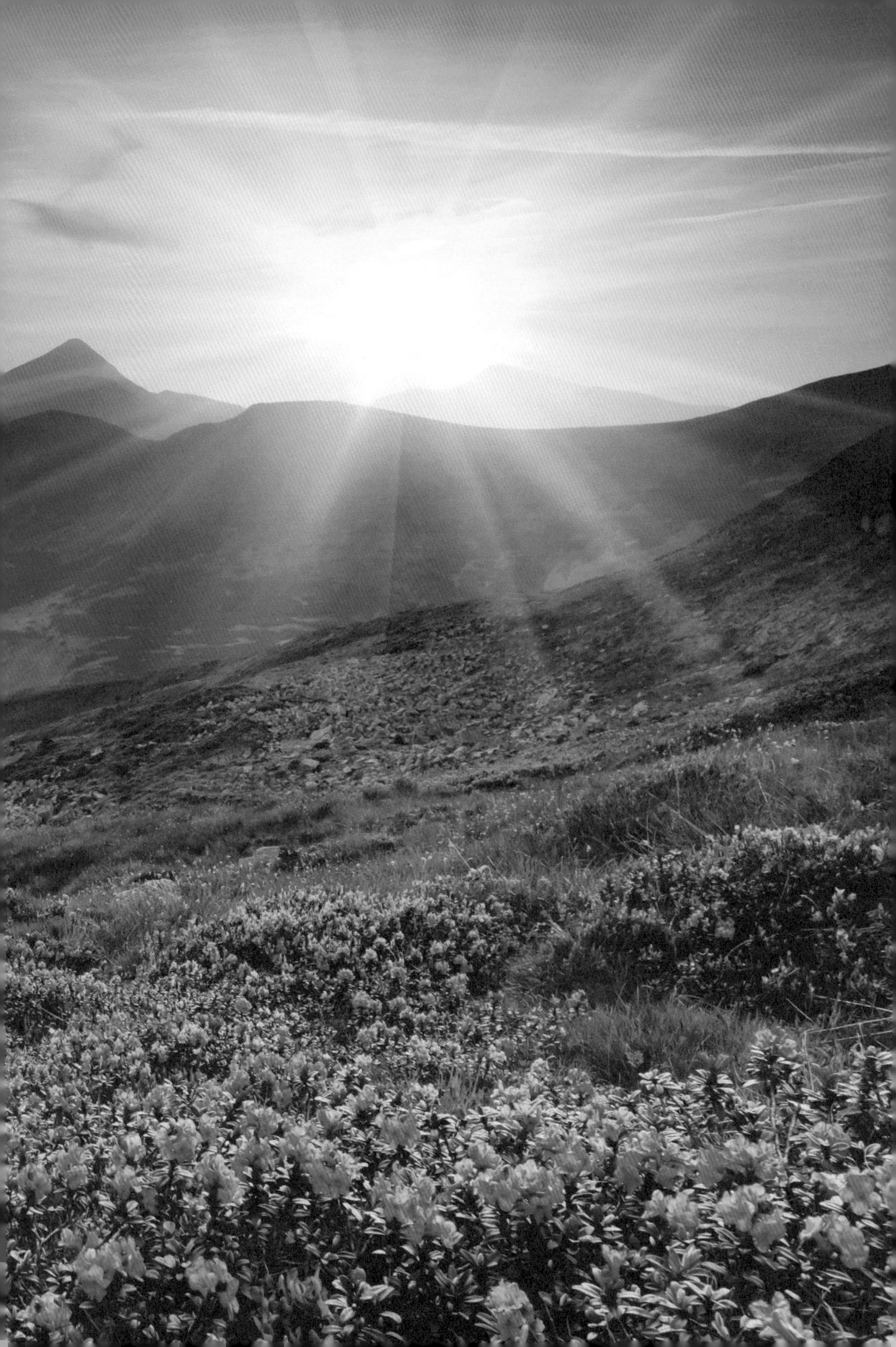

修學趁早　不退道心

師父說到這裡的時候，順帶語重心長地告誡我：「修道人修學要趁早，不能虛度光陰。歲月如火光電石稍縱即逝，要愛惜寸陰，朝乾夕惕，對於一切世事名利切莫貪執。還有一點要特別注意，在修學的道路上將會有許多的障礙和要克服的難關，但絕對不能退失道心。不可以半途而廢，必須抱持耄而好學之心。要知道想獲得金丹大道，歸根復命，神足氣全的境界，一定要有至死方休的氣概。

你看葛洪先祖六十歲才開始入道，呂洞賓真人五十四歲才得度，張三丰到了七十歲努力勤奮修煉，最後到達大羅天仙的果位。我的師父有一位師兄是位將領，到了老年忽感歲月無常，到了七十五歲辭別家眷到山上拜禱太師父收他為徒，傳他神仙之術。他老自從出家入道之後從未歇息過，從早至晚從未停歇地一味靜坐，一年不到便有極大的進展。太師父大喜出外，知道他有過去生的宿緣，於是傳授他本門的竅訣。哪知道他三年閉關期間，竟然任督全開！可見修行這一條路只怕有心人。你應該要好好記住我對你所講的話，以免老大之後生悔。」

現代醫學對靜坐的驚人發現

師父語重心長地繼續對我說道：「人的一生從出生到老死都避免不了有病痛和老死的歷程，將來你自己就會明顯感覺到四十歲以後，你的免疫能力、各部位的器官功能都會明顯地往下滑落。但是要特別注意的是要好好保養心臟跟腎臟，因為腎臟的功能如果維持得好，全身的器官到八九十歲仍然是沒有問題的；至於心臟，則是主宰全身血液很重要的樞紐。如果可以透過靜坐修丹，讓心腎機能維持在良好的狀態，人要長生不老，其實是不難的。

靜坐這一回事，用醫學的角度來看，對於內分泌、新陳代謝有絕對的好處。人之所以會老化，最重要是荷爾蒙及腦下垂體的關係。一般人往往會忽略了腦下垂體，因為它是位於人類大腦底部的一小塊地方，重量不會超過一克，但是對於人的影響卻是無窮的。它與下視丘所釋放的激素產生作用之後，直接會分泌不同的激素，例如生長激素，便會影響到我們身體的骨骼和肌肉，和我們每天所吃的醣類和蛋白質會直接地作用。人的內分泌一旦失調是很嚴重的問題，過多和過少，對人類的肢體外觀都會形成不同的變化，對於男女之間的生理和心理更有不同層面的影響性。常常見到有些人有甲狀腺亢進或低下的問題，對於健康和心理影響也是頗大的。很多婦女到了中年以後，會有種種身心上的極大變化，或者人格行為上面和原本有極大的落差，這些原因也都和腦下垂體所分泌的激素有關係。嚴重的話，更會影響到子宮、卵巢和乳房的健康。總之，如果可以透過靜坐，這些問題都會得到很好的改善。

現在世界各國的醫學機構終於發現，人類健康最大的來源都和小腦、內分泌、新陳代謝有莫大的關聯。甚至於他們也用動物做了很多年的試驗，有了極大的發現。二次世界大戰之後，很多外國人對東方的神祕學產生了好奇，我在山上的時候便接觸到了德國和法國幾位學者，專程跑到中國來研究道家的奧妙的學者，其中還有兩位出了家當道士，儼然已經成了中國通。他們身體力行之後，發現很多陳年痼疾竟然不藥而癒，因此對於靜坐、煉丹一事更是興起了極大的信心。往後也曾看過有不少的西方科學和醫學團體，常組團到青城山來參訪和學習。

一次剛好參與到由三個國家組成的試驗小組，他們想了解中國的氣功，於是找了兩位道觀裡的道士表演了幾個動作。他們用一片羽毛貼放在正在靜坐中的道士鼻孔前，這位道長輕鬆地吸了一口氣以後就住氣於丹田，經過整個上午，那片羽毛聞風不動從未掉落。另外在一旁的道士，他們使用血壓計、心跳測量儀和一些先進的醫療器材測量，卻發現這位道士竟然心跳可以進入完全停止的狀態，而且可以任意控制脈搏的跳動。這些種種現象無不讓西方人著實吃了一驚。」

師父很慈祥而又慎重其事地對著我說：「這段時間我循序漸進地教你靜坐，以及小周天的修煉法，也是我當年在山上，我拜師父入門時所傳授的方法。當時因為我從事的工作關係，有一段期間日夜操忙，顛倒作息，勞心勞力，也因為這樣子的緣故，常常抽空到山上的道觀沉澱，請教道長如何摒棄煩勞。那個時候可能因為操勞不注重飲食，又被感染了肺結核，在當時可說是世紀黑死病。」

靜坐的心眼收攝與舌頭妙用

「現代人靜坐時都著重在盤腿、身體動作等等，雖然身體的七個動作，也就是大部分的人所說的『七支坐』，它是一個基礎，但是在我們山上並沒有特別要去強調這七個動作。更何況，這也是各說紛紜，你太過度去講求雙盤要如何、脊椎要如何、肩膀要如何、頭要如何、眼睛要如何……，沒有錯，這些剛入門時都要懂，但對於煉氣入靜，卻又不是最重要的，你只要注意兩條腿能夠用最舒服的姿勢架住就可以。

剛開始學習靜坐的人，後面屁股最好能墊個三至五公分高的軟墊，但不能太軟，也不宜用海綿做底，因為會不透氣。氣不通，循環就不佳，最好用椰子絲所做的，用布包裹做成墊子，軟硬剛好，而且又透氣通風，也不會有皮膚方面的問題，臀部墊高的好處是在於可以久坐。腰桿儘量挺直，但是不要用力，用力時火氣容易上升，只要用意稍微把腰桿跟脊椎同時拉直即可。肩膀稍微放鬆地下沉，不要緊張用力。頭稍微輕鬆地往前傾斜約十五度，稍收下巴，這個目的是可以壓住脖子上面的兩條動脈——我們腦海中會盤繞著很多的雜事、妄想，主要都來自於這兩條動脈，因此稍壓下巴可得到安定神識的作用。兩個眼睛很輕鬆地半閉半張，術語又叫做垂簾，也就是眼皮自然下垂，但是不要闔上。眼睛通心和靈魂，不要把整個神給閉起來。眼睛一旦閉起來妄念會更多，除非心識熾盛的時候，可以調息稍作養神。

平日靜坐時，要讓心有個出口，最好的方法就是半閉眼睛，收斂心神。舌頭稍微用舌尖抵住上牙齦，打坐愈久的時候，舌頭愈會往後縮捲，漸漸地就會明白道家術語裡面所講的通鵲橋，鵲橋一通，任督兩脈自然就會接通，所以不要小看舌頭的妙用。也不要覺得奇怪，為什麼老是叫你們攪動舌根、分泌口水？這到了採小藥的時候自然便會說明。一般人體質的關係，加上年輕時精氣比較充滿，口水很快就滿了。口水滿了，舌頭靈活了，有的人丹田就開始震動，有暖熱感產生。會感覺有一股熱氣往前後竄燒，前腹後腎也感覺暖流不斷，這是湊巧被它給撞上。一般年紀稍大的人需要靜坐極長一段時間，丹田處才會有暖熱的感覺，平常口水也不會太多，但是只要捲起舌尖，分泌的速度就會較快。

人如果覺得心煩意亂，或身處乾燥地區，可以嘗試捲起舌尖，就會很快平心靜氣下來，也不會覺得口渴身燥。慢慢地再把口水吞嚥入喉，身心漸漸就會平衡。中醫看病為什麼需要看舌頭、舌苔？因為它是人體健康的反射區，一般的中醫師只要看舌頭的顏色、齒痕、苔色，便能知道五臟六腑的問題。平日裡我自己也會配合呼吸，舌抵上顎、收捲舌頭、縮抵下顎，如此來回做之後，便覺得精氣充滿，不會疲累。來台灣後，很多人都有腸胃問題，我教他們靜坐之後，所產生的口水，他們吞嚥一段時日後，很奇妙地，很多人的腸胃病就改善了。主要原因是因為經由靜心之後，所產生出來的津液會分泌出酶的成分，可以改善胃疾。」

運用十指保健身體

師父繼續說道：「接下來，兩隻手很輕鬆地下垂在兩腿之間下丹田處，大拇指相抵，這個動作可以幫助置心一處。十指通心，特別是大拇指，人的指尖通連五臟六腑，大拇指和大腦有相互關聯，所以兩個大拇指相抵可以幫助妄念停息；平常時多按摩拇指，對大腦也是一種保健。食指是相對到我們的腸胃，中指直通心臟，無名指可以安養肝臟，小指可以保養腎臟。所以靜坐休息期間，可以多按摩十指，對於五臟有保養的效果。

前幾日有位太太靜坐到一半時，突然血氣上升，頭痛欲裂，我便叫一位同修幫她指壓大拇指和其他相關穴位，沒多久血壓就往下降。所以如果懂得養生的基本概念，有時候對於突如其來的急症，也是有效果的。如果原本腸胃器官就不好，又有脹氣或拉肚子的習慣，就應該沒事多按摩食指；心臟、胸口常覺有壓迫感或悶痛，就要多按摩中指和拇指；心肺功能不好，呼吸器官較弱的人，就要多揉捏無名指；其他像腎臟不好、腰痠或者是氣血循環有問題的人，就要常按摩小指。

順便給大家一點小常識，有時候我們指甲的顏色也是反射區域，仔細看便可以了解一個人身體狀況。有的人突然間手指頭的指甲呈現黑紫色，這就要特別小心，很可能他的腦血管會出問題，這是會不會中風所要關注的一個參考點。假如指甲顏色很明顯呈現黑色，而且已經一段時間，更應該及早細心檢查。如果身體裡長了不好的東西，指甲的顏色便會呈現明顯的黑色或黑塊，這是有統計的，從過去人的經驗累積起來的，所以不能不注意。」

全身鬆透　意氣相通

「靜坐時除了以上所講的這些部位，最重要的是從頭到尾都要放鬆。就如同我們打太極拳一般，全身要鬆透。當年師父叫一位長鬍子師兄教我打太極拳的起式，我便打了近個把個月才體會箇中奧妙之處。長鬍子師兄叫我提手時要自然提起，我想了老半天，如何才能讓手自然提起？想著想著，忽然想到人身體泡在海水裡面的時候，其實是漂浮狀態，而且愈放鬆身體的約束就愈小。

後來我就想像從頭頂的毛髮一路放空到底，很奇妙地，有一股氣，當我氣沉丹田的時候，手就不自覺地漂浮上來。最後一段時間，我打拳的時候，所有的動作都是在鼓盪之中進行，完全是用意，不用力。有意就有氣，意氣相通時，拳勁就會產生。

我有一位在上海的道友，某日在一個餐會中，大家起鬨要看他的凌空勁。他抵不過大家的熱情鼓動，只看他摒氣凝神，一呼吸間，桌上器皿自然騰空而起；接著他把八仙桌上的紅色桌巾給抽拿起來，之後一切碗盤無聲無息地又跌落在桌上。這是一段我所見過有功力的太極拳高手所展現的實況。」

師父曾經跟我講說：「現在的太極拳也只剩下花拳繡腿般的拳架，完全了無功夫可言。這是當年楊露禪特別藏了一手，教給大內那些老太婆、宮女們擺擺樣子而設計的。實際上練太極是要有內家底子，要有氣，才會有真正的功夫顯露出來，『行走時腳若著棉，坐時如穿線木偶一般懸空』。」

仙家講究的是氣和意，也就沒有太著重於身體和動作。**如果太在意於身體的動作，反而因為這種執著而導致氣滯**，氣一旦有所停滯，其他的就更不用說了。現代很多靜坐的姿勢有時不小心會導致氣亂跑亂衝，或引發其他的病因。但是所謂放鬆，也不是要鬆到含胸垂背的地步，持續含胸，氣停滯在背部將會引發骨刺或氣滯不散；肩膀過度用力平張，也會導致氣血上衝的毛病，或者氣會停滯在後腦，容易引發腦脹、頭疼，或三叉神經、偏頭痛這一類的問題。

靜坐不在腿上練功

許多人問，如何能夠讓盤腿的時間再長久一點？我通常會建議不需要如此。人的歲月有限，不需花大把時間在這上頭。常常看到很多人一輩子都在腿上做功夫，等到氣血通暢，雙腿可以久坐，人也差不多要離開這世上了，很划不來！人永遠沒有辦法跟樹木、石頭、桌椅相比，**它們可以一坐百年、千年，但是那又如何？永遠無法證道求真、開發智慧、性命雙修**。有些上了年紀的人，我都直接叫他坐在板凳上，只要雙腳可以接到地氣就好了。或者是拿兩塊坐墊墊高，以腿不易麻、痠、痛為原則的坐姿打坐。更有些人坐沒多久就會氣動，他認為是任脈、督脈開始通暢的表現，但是真正懂氣的人就了解鬆極氣動的原理，就不會去理會。體質敏感，容易神經過敏、緊張的人，肌肉容易僵硬；透過一些導引動作之後，鬆極了，自然也會氣動，但這和小周天、大周天一點關係都沒有。

靜坐的基礎和入門，初期只要把握住雙腿自然而坐，全身放鬆，兩眼半垂，看住前方三至五尺以內的定物。看的時候也不用著意和著力，過度地凝神會使雙眼發脹，甚至於產生錯覺而以為有眼通。重要的是心要放鬆，同時返聞自心。剛開始學靜坐先不要守竅，有任何境界來臨，全不理會。

年輕人陽氣旺盛，很容易打坐一段時間之後引發陽氣，導致生殖器的勃起，這個時候全身放鬆，上下牙齒緊扣，舌尖抵住上牙齦，很自然地看住生殖器，不要生起任何的慾望雜想，自然退失，漸漸地會感覺丹田處有發熱的現象。繼續打坐之後，後天的精氣神漸漸會被轉化成為元精、元氣、元神。

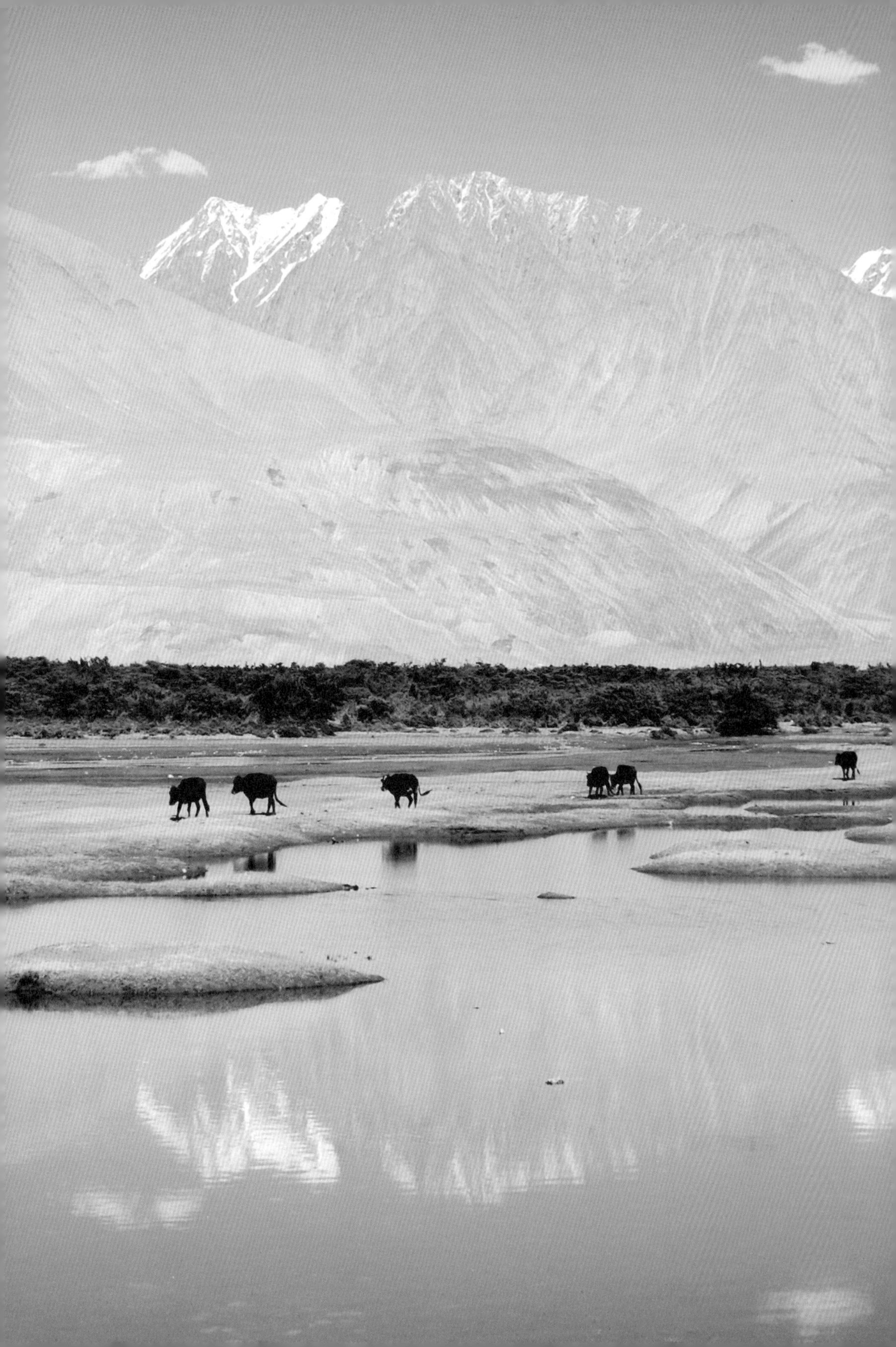

大千世界 打成一片

「靜坐最怕貪快，過去有一年輕道士至山上來求道，我師父看他年輕氣盛，恐無恆心。此年輕道士跪在道觀門口數日後，師父拿了一袋黃豆遍撒山下桃林，對其年輕道士說：『你哪一天把這麻袋裡邊所有倒出去的黃豆撿回裝滿袋，我就傳你。』這年輕道士極有恆心、毅力，挑揀黃豆足足半年之久才挑滿，我師父心中高興，接著對他說：『你每天早晨把大殿門口院子裡飄落的葉子拾乾淨，才能開始靜坐。』這年輕道士哪知整日裡落葉不斷，永遠拾不乾淨。這便是當年一些師父們挑選徒弟的一片用心，現在的人如果真要傳授，恐怕有恆心的挑不出一個。但實際上來說，修道最重要者，就在心要鬆、靜、圓、定。真正的心放鬆，就如同雁過寒潭無聲息，船過長江無水痕，語默動靜都是一片安然。一個靜坐的人，真正地入靜時，他的境界恍如在千萬人之中無熟識一人般；於紅塵萬事紛擾中一塵不染；動和靜，對他而言都是一樣的，這個是真正放鬆時才有辦法進入的境界。

真正的靜坐，靜到極致時，『百蠅過耳眼不瞬，千蟻臨身心不動』，整個心就是一個大千世界而無紛擾。靜坐到極靜時，便是心住一境的定相，這也是佛家所言的『如如』之境。境界高時可以達到心空境也空，初時可以在靜坐時達到此一境界，漸漸地功夫愈來愈深，無論是日常生活中、與人談話間、渡船行走中、吃飯屙屎時，乃至在睡夢中，盡皆毫無雜念生起。

真正的『圓』，是指對俗世中所有一切的名、利、財、食、睡、褒、貶、衰、盛等等，都已經藉由修心持靜而超越了心齋坐忘，融入於世事之中。一切不受眼睛所看、耳朵所聞、鼻子所嗅、舌頭所嚐、身體所觸、心中所想而有任何的引動，也就是無根無塵的境界。**世間一切人我是非，無法干擾其心，心胸開闊無涯無際，心光自透。**靜坐到達動和靜都是一致，這才是真正至鬆、至靜、至圓、至定的境界。打坐要到達如此的境界，才會達到脫胎換骨真正的妙用。

靜坐或修道脫離不了陰陽動靜的範圍，心無法入靜則六神不寧，心神不寧，身心所攝之氣皆是邪氣，無法歸真，這就是所謂的後天之氣。世間紅塵裡，一切男女都是屬於此種氣。仙道之氣一切都始於靜，坐至一塵不立之時，體內真機自轉。這個時候所轉的不是自己的心，而是真氣發動，真氣動時才是採藥的時機。這個時候就要有明師指點呼吸之道以及氣息行走之路，時而逆行，有時用文火，有時用武火。但是通常靜坐到達這個地步的時候，師父都要陪伴弟子一段時間，仔細觀察他的身心變化，不能操之過急。師父最好也要精通脈學和中藥行伍之配製，以備不時之需。如果沒有師父指引的人，其實下手的地方最好不要涉入大、小周天之術和河車搬運之法，比較不會滋生弊害，這是我的經驗。

這種靜坐的方法是最簡單又安全的，而且不用去管卦和爻，體內或身外，只要注意呼吸順其自然。身心處於剛才所說的安靜而又渾然天人合一，但又不是無知無覺。在靜坐的時候，只要把心意集中在呼吸的入跟出，時日一久，自然而然有朝一日就會進入龜息的狀態。當靜坐功夫覺受愈深的時候，有些人會看到一些景象——有時候是耳朵聽聞到，有時候是眼睛可看百里之物，有些也會身體晃動如陀螺，但是這是極為罕見。**總之，靜坐的時候以無念為念，不要執著，把心專注在呼吸的進出最好。**」

慾望如何過關？

「有些靜坐到一個境界時，陽氣勃發，這個時候可以用自己的後腳跟貼頂至會陰這個位置，這個方法可以防治漏丹。

許多人靜坐到達陽舉的時候，往往因為慾望熾盛而導致前功盡棄。靜坐會導致陽舉是因為氣動引發了丹田的生氣，如果懂得周天運行的道理，便可以轉化成為真氣之藥引。如何防止陽關輕瀉，保精勿漏，是初學靜坐的人要有的概念，才有進一步達到化氣、化神的機會。一般世俗之人走漏是很平常的事，但對於靜坐修道的人則是大忌，一精百血，不可不防。在道門中若有過男女關係，陽關鬆弛者，都是要先從「築基」開始，百日之中有的便可以補回破漏之身。再進一步把精完全化為真氣，真氣得化以後，關竅便不會輕易地洩漏。陽舉並不是偶爾有舉，時有時無，這不是真正的兆頭，碰到真正陽舉，則要加火，但期間連睡夢中都不可以有任何的淫慾生起，反覆勤練直達無漏，才有資格談論採藥。有時並非是真正的陽氣勃發現象，有此類的生理反應時，應該都要請教自己的師父，是否已到達採小藥的階段？所謂小藥、大藥，關係到是否可以進一步進行周天功法的參考。

很多人都容易有漏丹的問題，這問題有時候是來自於身體腎水不足，或者用腦過度。有時身心操勞過累，也容易有提早走丹，或者尿液中混雜著精液。過去在青城山的時候遇有一修士在家人，每年於春節期間都會有一兩個月來山上靜修。此人就有這樣的問題，因此經常頭昏目眩、臉色發白，時有盜汗，腰膝發冷，所以沒有辦法長坐，發病時臀腰如同針刺，無法舉走。他問於我師父，師父把脈之後問他：『年輕時是否經常有自瀆過度？』該修士笑而不答。師父就教他握固兜腎的竅訣，並且取一條白色長綳帶，師父在上面念了念咒語，打了一個結告訴他：『日夜不停，不能取下。』說來也奇怪，從此以後這位在家修士也就沒再聽說有漏丹這一回事了。

我師父後來也對另外一位在家居士用了不同的方法，先開了藥單，叫他到成都街上抓藥煎服。先溫補腰腎之後，師父叫他意守丹田一百天，靜坐的時間必須在早晨的卯時（上午五點至七點）和午時（上午十一點至下午一點），而且必須堅持坐滿一個時辰。這位居士百日之內竟然也到達了無慾而自舉，後來問我師父，師父告訴他：『這是你的腎氣已經恢復通達之機，現在打坐的時候若碰到自舉時，雙眼直接看著這個地方，舌頭稍微往後捲，扣住牙關，脊椎稍微挺直，嘴巴不要張開。』我師父就對他說：『這也許是你的緣分吧！你可以在百日之內讓自己的丹田自暖，而且腰帶還燒焦，證明你有宿世的法緣，若不告訴你，你也會誤入偏道。日後如果再碰到陽舉，你只要用力緊咬牙關，舌頭往上顎處內縮，稍微用力吸氣，然後閉氣至不可忍，把注意力守護住陰蹻，慢慢地就會倒下來，可是此法不宜常用，否則此處的器官會內縮。』

師父曾經提醒過，這類方法由於每人體質不同，所以絕對不可以依樣畫葫蘆地告訴不同的人，否則會出亂子。一定要師父自己本身親自教導弟子，而且是法不傳六耳，不能用在每一個人身上。特別是這個方法，因為這裡面牽扯到道家所講的抽添之法，還有行走的穴竅，絕對不能馬虎。尤其採藥這件事情非同小可，它是由吾人修煉之後的精氣神所化，一般人身心如果沒有辦法到達無欲、無妄、一念不起的境界，哪裡有藥可採？這是要特別小心的地方，常常有些人錯把因慾望而產生的身體變化認為是陽氣。修道人要達到心中沒有染著世法的一切欲求，千萬人中能有幾乎？所以竅訣一事和命功絕不可輕洩，否則因果大矣。」

靜坐與任督二脈的關聯

「靜坐無論是用來養身或者是用來修煉，都會接觸到任脈和督脈。以陰陽來說，任脈屬陰，督脈屬陽。任脈是從下排牙齒開始到達會陰，督脈是從會陰到達上排牙齒；任脈一定是往下行走，督脈則向上滑行。在道家來說，修煉如果可以通達任督二脈，都說是小周天已打通。進一步如果可以通達氣穴、黃庭跟泥丸三處者，稱作打通大周天。

任督二脈和奇經八脈都有牽連，所謂八脈就是指任脈、督脈、衝脈、帶脈，以及主一身之表部的陽維，主一身之內部的陰維，主一身之左右陽分的陽蹻，主一身之左右陰分的陰蹻。一般道書上把小周天稱作河車搬運，其實用白話一點地說明，就是指人的下嘴唇處，相學來講叫做承漿的地方，往下行走到會陰，這個是任脈；往後經過肛門，沿著尾閭往上攀升經過後腦百會，往下經過印堂、鼻準、人中，到上嘴唇處的齦交穴為止，這個是督脈。

靜坐時根據各派修煉呼吸功法的不同，或者配合其他動作，大部分的修士都會產生陽氣，這股氣隨著氣機發動以後會往後蔓延爬升，漸漸地會往脊椎骨升遷。根據各派師父所給的口訣，透過呼吸便可以帶動氣，經過後夾脊一路到達玉枕穴，從百會往下經由山根，由鼻子的兩側蘭台、廷尉，往下經過嘴唇下滑到承漿，承漿繼續由膻中經過腸胃處，循環一圈後到達丹田。真正的任督二脈打通並非由意念或強迫式的引導，要有修士自己心極靜處而產生的氣機，完全自發而產生的河車搬運。

任脈、督脈周天打通之後，對於先天不足和後天失調都有絕大的幫助。人之所以會有內分泌和腺體失調的原因，都來自於腦下垂體的老化。如果能夠**經由靜坐打通任督二脈，當然可以改變體質，對於一切的神經系統、內分泌系統、荷爾蒙都會有直接的好處**。也可以回春、返老還童、皮膚姣好、氣血循環通暢。如果女性害怕更年期問題，更應該藉由靜坐防止老化。

任脈對於腎氣也有很大的助益之處，如果長期靜坐就不會有前列腺和一切婦女方面的問題產生，如果可以配合靜坐後兩手摩擦手掌心至發熱，摩擦丹田六十四次——男先往右摩擦成順時鐘方向三百六十度，女逆時鐘摩擦，這樣子的效果對於男女會有極大幫助。可以固本培元，預防男女的老化以及女性的白帶、冷感、子宮卵巢方面的病變；男性則對於前列腺陽痿、腎虛都有功效。如果靜坐後配合按摩，也可以預防失眠症。任脈、督脈打通就不會再有手腳冰冷，以及一切的免疫系統問題，總之好處實在太多，無法一一說盡。」

練習河車運轉 高人心得分享

師父說到這裡的時候，特別慎重地再重新講述一次：「任督二脈的循環有分順行和逆行，一般都是用意想，再配合呼吸。任脈要下走的時候，吸氣時意想從印堂下行到膻中，直下到丹田之處，吐氣的時候按照下滑的順序再度返回到膻中。一般來說如果是真正氣有流動，到達氣通階段，修士本人會覺得如同冬天裡泡在溫泉的感覺，或者喝酒後些微醺醺然地覺受。還有伴隨著一股熱氣，從人中處往膻中跑，這股氣的感覺是，如同手心放置在完全滾燙的鍋爐表面那種感覺，而不是一般的微溫；或有時候有熱感，有時候沒有。

可以再進一步檢查此時的口水，是不是不需要攪拌就已充滿？口水如同吃完甘蔗，齒頰之處尚有餘甘；或者飲用到上品龍井之後的回甘口感，而且汩流不斷。在同時有些根器好的修氣士，連同後面的督脈也會打開。一般初學者只能慢慢地循序漸進，以意引氣，需要一段時日，才會腹部丹田處漸漸有熱感。通常丹田開始有微熱時，連帶地膻中穴一帶和腹部周邊，以及手和手臂也會有熱感，就這樣子來回配合著吸氣、吐氣、上升和下降。只要記住：吸氣的時候氣往下走；吐氣的時候氣再度回升到達膻中，那股氣流會遍達喉嚨、下巴和整個下牙齦處。

有些人貪快，以為丹田腰腹、上半身和兩手臂，包含十指經常都有暖熱感，有時候只是身體的感受而已，不是真正的任脈通。真正的任脈通透，很明顯可以感覺到氣是遊走在骨子裡，所以它的熱感是骨子裡的熱感，不是表皮感覺到熱而已，這一點要注意。所謂明師這個時候會進一步地告訴弟子，運用口訣把氣往下帶走，因為下行氣沒有打通，有時候進一步在督脈的通關時，很容易會出差錯。經驗不足或是假通，有時會因為腰部以下氣淤塞的關係，導致軟痠或麻的感覺。這有時候需要靠艾灸、香灸和藥引，配合功法輔助打通。

根據大部分有經驗的人所說，下行氣沒有通，直接導引督脈，是會有一些弊端產生。等到真正氣血通徹，骨髓和血脈根本不用刻意引導，一股熱流迅速地就會從尾椎一路順行，再從頭部往下。順行順暢，逆行當然也就沒有問題。逆行的時候要記得是從丹田處上走，通過鼻子，經過百會，後行玉枕，沿著整條脊椎，再繞行到會陰處和任脈交合，如此反覆進行。在練習河車運轉的期間，有些痼疾會再度挑起，此時要諮詢於師父。因為從丹田所經過的地方，沿著後面的尾閭、脊椎，經過後腦、百會、泥丸處，往下經過眉心、鼻子，穿過嘴巴喉嚨，往下繼續經過膻中到達丹田，要知道這運行的過程幾乎都是人體上最敏感的神經叢、腦下垂體，和各種腺體分布最多、最密、最廣的地方。有些體質較弱的人，初期會伴隨著早年病根引發的後遺症，但如果耐心等待，透過小周天的練習，會達到自然修復的效果。有些人無論是體力、精力、氣色，都令人感覺有返老還童的效果。」

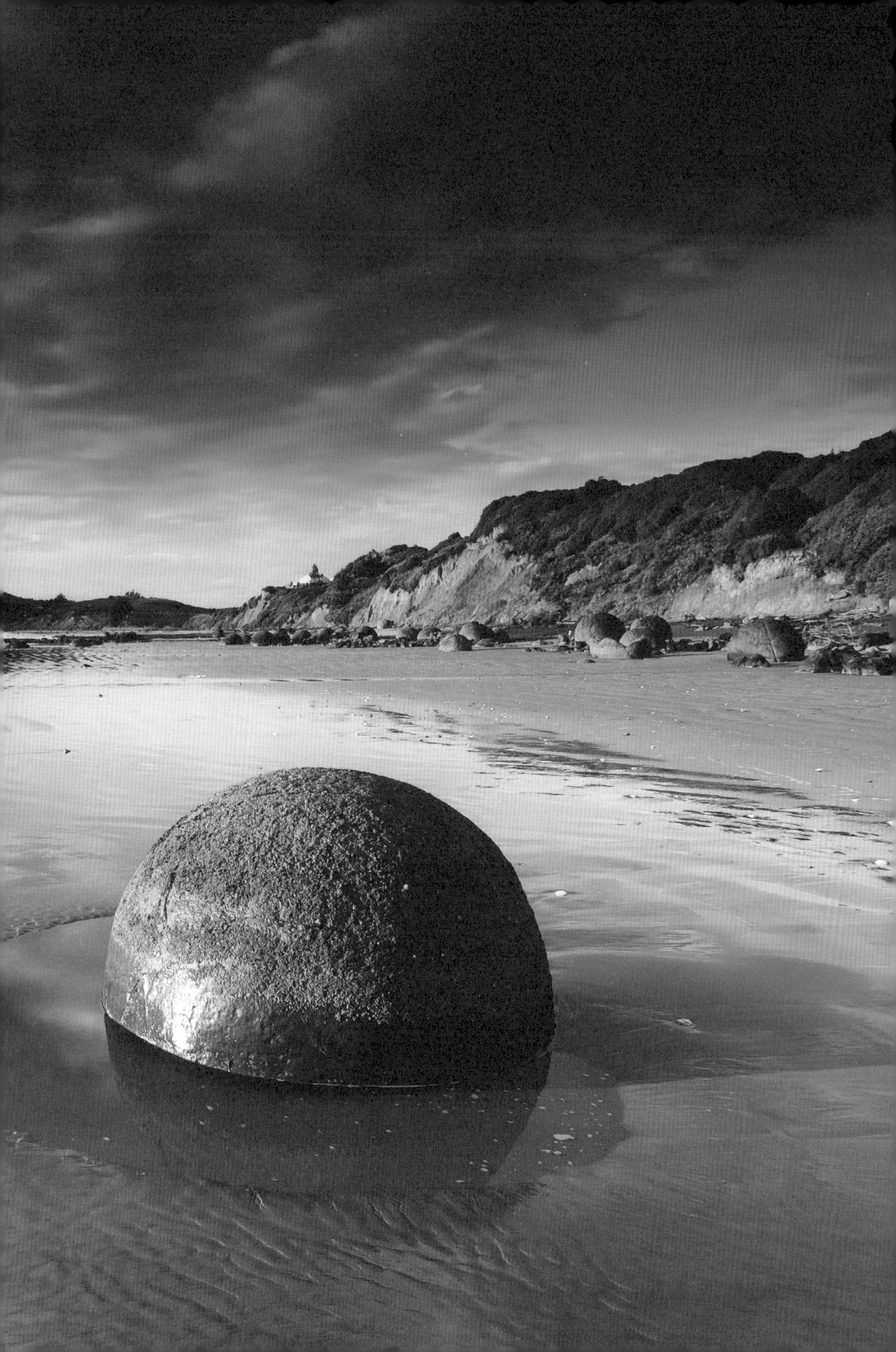

坐不住時 先滅心頭火

師父每當對我講述道法到一個段落的時候，同時也會對我講述靜坐時所要配合輔佐的一些他個人的心得和經驗。師父曾經對我說過，他在山上的時候因為和大多數的道長相處甚歡，而且相識甚久，當時也年輕，常常幫一些老道長寫寫東西，抄錄經書，山上、山下幫忙採購物品，所以幾乎所有道長都喜歡我的師父，也因為如此，換得了很多這些山中老道修學的經驗。

例如師父就曾經對我說過：「如果你在打坐的時候，沒有辦法停止突然之間而來的許多妄想，甚至於狂心大起而無法靜坐，這個時候你應該暫時放鬆身心，下坐行走片刻，然後兩隻手摩擦至熱，左右擦拭你的湧泉穴到它發熱為止。接著運轉你的雙眼，上下、左右以及三百六十度旋轉，之後緊閉雙眼和猛張雙眼數次，然後抬腿、翹足、壓蹬數次，拍打摩擦大腿內側和雙腿，原地散步再返坐，這個可以幫助你停止妄想和煩惱。」

師父講到這裡的時候，接著又對我補充了一段：「假如打坐的時候，有時候覺得心很慌亂不安，如同有事要發生一般地坐不住，或者胸口堵得發慌，很不舒服，這是因為你的心火過盛，這個時候可以用到守竅的方法，很輕鬆地把雙眼注意力放在山根，大約三到七次的呼吸，接著再把注意力放在肚臍以下約四指半的地方，漸漸地心胸就會一片坦然。」

安全的靜坐與沐浴功法

師父說他小的時候碰到了一位同善堂的老者，告訴他一些基礎靜坐入門法。師父同我說：「以後如果你碰到一些年輕人對靜坐有興趣，可是又不方便直接口述他口訣，初開始時你可以把這套方法告訴他們，這個是最安全的靜坐法。」師父叫我可以拿筆記本把它給記錄下來。從來到這兒第一次開始，師父教我任何的功法和口訣時，是不允許我們做筆記的，師父說他在山上修煉時，山上的規矩便是如此。當時也不像現代這麼方便，用毛筆抄錄更是麻煩，同時道長也要求用腦子記，才是自己的東西。從年輕時養成的習慣，現在也無法更改。但這一次師父說可以用筆記的，我便趕緊找來了筆記本和原子筆好好記下。

「靜坐的方法其實門派傳說太多，上百種都有，但是最安穩的方法，而且沒有其他太多限制的就唯獨雙盤坐。方法其實簡單，任何人只要有一塊高三至五公分的墊子，可供臀部打坐即可，這個坐墊的高度配合人體的肢體，有助於收攝身心。再來全身放鬆，特別是肌肉絕對不能緊繃，否則心難以入靜。接著**兩隻手結三昧手印，就是兩個手掌心朝上，雙手大拇指相抵，男生左手在上，女生右手在上。**雙手擺放在雙腿之間，丹田之下，這個動作可以幫助靜坐的時候，全身的氣血循環暢通，也如同太極一般陰陽交合通電。」

「靜坐時，前胸後背、前腹後腰都需要稍微用意微挺，腹部丹田處稍稍往後，不適合垂腹；肛門處稍稍內收，但不是用力，否則會有痔瘡、上火；肩膀很輕鬆地平衡放置，不要左右傾斜或前後擺動；胸部稍稍內含，輕鬆拉開，讓呼吸能夠順暢、任意進出為原則；頭要正，但下巴微微內收；面帶微笑時，整個臉龐神經鬆弛，嘴角輕鬆地微笑上揚，舌尖抵住上牙齦處；雙眼目光微露，不適合全開，全開的時候會使得精神過於興奮，無法集中；也不適合全閉，全閉則容易昏塞，因此眼睛於前面尋找一定點，配合呼吸，心集中在前面的定位上即可。」

這些都是我的師父告訴過我，現代人適合的最簡約靜坐的幾個重點。當然為什麼要有這些重點，我的師父也都很清楚地告訴過我，這必須碰到真正有心和熱忱想要長期靜坐的人，才需要清楚地告訴他每一個動作必須如何如何的來由，和身體內部密切的關聯到底何在？

師父就在這個時候也很慈悲地教導了他在青城山時，有位元印道人教他的沐浴功法，師父說：「這些動作如果配合下座以後，做為按摩全身的功法，是有助於氣血循環，同時也不會因為久坐而使得氣血瘀滯在任何一個關竅，透過功法也可以讓全身的細胞活化，更加地青春永駐，其實是有很多妙用的。」

青城派與文始派的靜坐因緣

曾經有一次我因為閱讀了坊間某一本道書，書中前面有畫了道家各派的傳承源流圖譜，引起了我追本溯源的發想和好奇。趁著某一個周末，我利用師父用完午飯後請教了師父：「是不是可以請師父告訴我，師父的道家學習淵源和傳承？」師父點了點頭：「是應該告訴你，有想過這個問題，本來想在以後的教學中遇有機會一併再告訴你。現在你剛好提到了，我就先簡單地向你說明，但是字派傳承必須是受戒時在戒牒上才有的，日後不是自家本門弟子是不允許向外公開。我自十七歲起，先後拜了三位道長為師，兩位都是青城派，其中有一位師父是屬於文始派。文始派是從道祖傳承至陳摶老祖，陳摶後來傳給了火龍真人，火龍真人又傳給了張三丰，一脈相傳於黃元吉。」

師父說到這裡的時候，特別有提到這一位真人黃元吉所著作的書是可以參考的。當年只要是學習仙道之人，幾乎人手一冊，他的著作特別是《樂育堂語錄》和《道門語要》，現在坊間還買得到。「當年我在山上從我師父手上借了《玄宗口訣》和《心經註解》，師父還特別告訴我不可以外借，只能我自己私抄。其中有許多重要的口訣，對於修道、煉丹是有極大的裨益。文始派最重要在於最後一著『煉神還虛』，雖然性命雙修，文始以養性為主，強調無執無著，在不執於內外靜極、虛極，連無所執也無執，進入無極之極，自然可以獲得一切純陽真炁。」

師父在這裡對我補充了一段話：「你記不記得在你初開始靜坐時，我有跟你講過，一個星期之內要把五千多個字的《道德經》背下來？現在我可以告訴你，主要的原因是為了日後你自己修持達到煉精化炁、煉炁化神、煉神還虛時，你便可以參考《文始經》、《陰符經》和《道德經》，你就可以了解到煉丹境界中那種虛實和空有之中的奧妙處。**靜坐最難的便是要坐到忘神的境界，如果還執著於神，便沒辦法真正進入到虛極、靜極的狀態**。如此一來，便很難進一步達到還虛，則境界便又略遜一籌，至為可惜。現在我講這段話，可能你還不能理解，但是你要句句牢記，日後便會連貫。」

青城山一脈其實是屬於龍門派，師父說：「我當年所跟隨學習的師父，他是屬於龍門一脈中興祖師——王常月的系統。據說師父是龍門派一位煙霞道人的法嗣，當時我們受三壇大戒的時候，自己都很清楚知道自己是第幾代。但是其實認真去分析的話，龍門派靜修的法訣，主要也是來自於道祖所講的『虛極靜篤』為目標，進一步達到『靈明妙化』。靜坐的時候如果可以讓自心進入到心如無波之大海、無塵之乾坤，久而久之陽炁自會旺盛，到時真炁自會產生。青城派最重要的修煉是借天地之正氣，洩補吾人後天之邪氣，配合修心法訣，無念無想，終究與天地渾然一片。你只要記住並掌握得到真正的元精、元神，便可以久視長生。如果最後也可以不妄執精，不妄執神，那才可以出神入化，達到大羅仙境最重要的竅訣。切記！切記！」

當我靜坐每有小成的時候，心中便會熱切地感恩師父的恩德。憶昔念今，個人在靜坐上有小小的心得能和他人分享，這些都是在師父當年的耳提面命、諄諄教誨之下才有的點滴心得。雖然先師駕鶴杳然已久，但每於靜坐時，皆如同春風臨身一般有著無限地加持。

調息凝神　心氣合一

曾經有一次在打坐時碰到了一個關口，於是我便掌握一個時機，請示師父：「師父曾經對我開示過如何調息，但我常常在凝神入穴這個上面有點不確定。」師父隨即講解得更清楚些：「當你在靜坐的時候，有一個很重要的關鍵，當你的呼吸調節到很舒適，而且若有若無之時，心完全處於鬆極的狀態，呼吸任其自由進出。重點就在於這個呼吸出入，吸和吐的同時，要用你的心光默默地跟它相隨相依。同時記得，**心息專注之處，就是所謂的凝神之位。**」師父很清楚地一邊說，一邊用手輔助幫我說明各穴竅如何專守的方法，聽完之後我便覺得豁然開朗。師父很慈悲地進一步跟我解釋，並且強調說明：「靜坐調息，也要了解子午流注和其他經絡行走最好的時機。人的氣息分為旺、相、死、休、囚，靜坐對氣最好的時機最好在中午以前，如果可以在子時和午時更好。修士靜坐最好的時間，應由有經驗的師父傳授方法。

吸氣時，心中默數十、九、八、七、六、五、四、三、二、一，同時閉氣，再緩緩地呼出，連自己都聽聞不到聲音。如果久而久之，進來的氣比較長，出去的氣比較短，反覆練習到最後氣息自然戛然停止，可以嘗試著用張棉紙貼附在嘴巴和兩鼻孔之間來確認。最後如果在呼吸時，是經由內息的方式，所謂內息是指呼吸已經不需要透過嘴巴和鼻子，而是在體內如嬰兒在母親的胎中一般，明顯地會感覺到有一股氣息在自己的丹田附近顫動著，此時貼在鼻子上的棉紙自然文風不動，表示龜息的方法已經掌握住，剩下的只是時間長短的問題。有的呼吸可以吸一口氣，一整天都不用再換氣。有些師父會看弟子的狀態，在這個階段告訴弟子如何採藥，這些過程都不是用存想或強迫引導，引導的就不是屬於胎息。進入胎息會感覺到外境都如同海市蜃樓、幻化仙境一般，形同虛設，但是自己的心卻處於了了覺知的境界中。

這個中間重要的是，在於專注你的精神統一力在呼吸之間，專注時重點是在於心中不能生起任何的雜念和妄想，心若還有雜念，絕對不可以把氣收攝在任何一個竅位上。這中間有些門派說法略微不同，但這必須要有師傳，不能私下自己亂揣測，不可盲修瞎練。」

師父當時所講的大概意思，是指行氣入於丹田部位，心息相依專注在丹田，直到真氣勃發，在一片自然無念的狀態靜坐，勿忘、勿助，心與天地相交，最後連呼吸也沒有啦！神和氣打成一片，陽氣自發。「這不太容易，一般人靜坐到這裡常常會產生錯解。**總之，要讓自己的心恢復到母親的胎盤時期，心中無任何的欲望和雜想，也沒有嘴巴和鼻子的呼吸，氣的進出全部都是在臍，這個就是龜息的根本原理。**當你真正體會到龜息時，會很清楚地感覺到有一股氣在丹田之中徘徊鼓盪，這就是真正地掌握到龜息法。我個人通常會建議儘量不要守竅，因為如果方法不正確，很容易會滋生腫塊，因此最好的方法是不要守竅。雖然有時會覺莫衷一是、沒有重心，但有恆心，最後還是可以得到效果。」

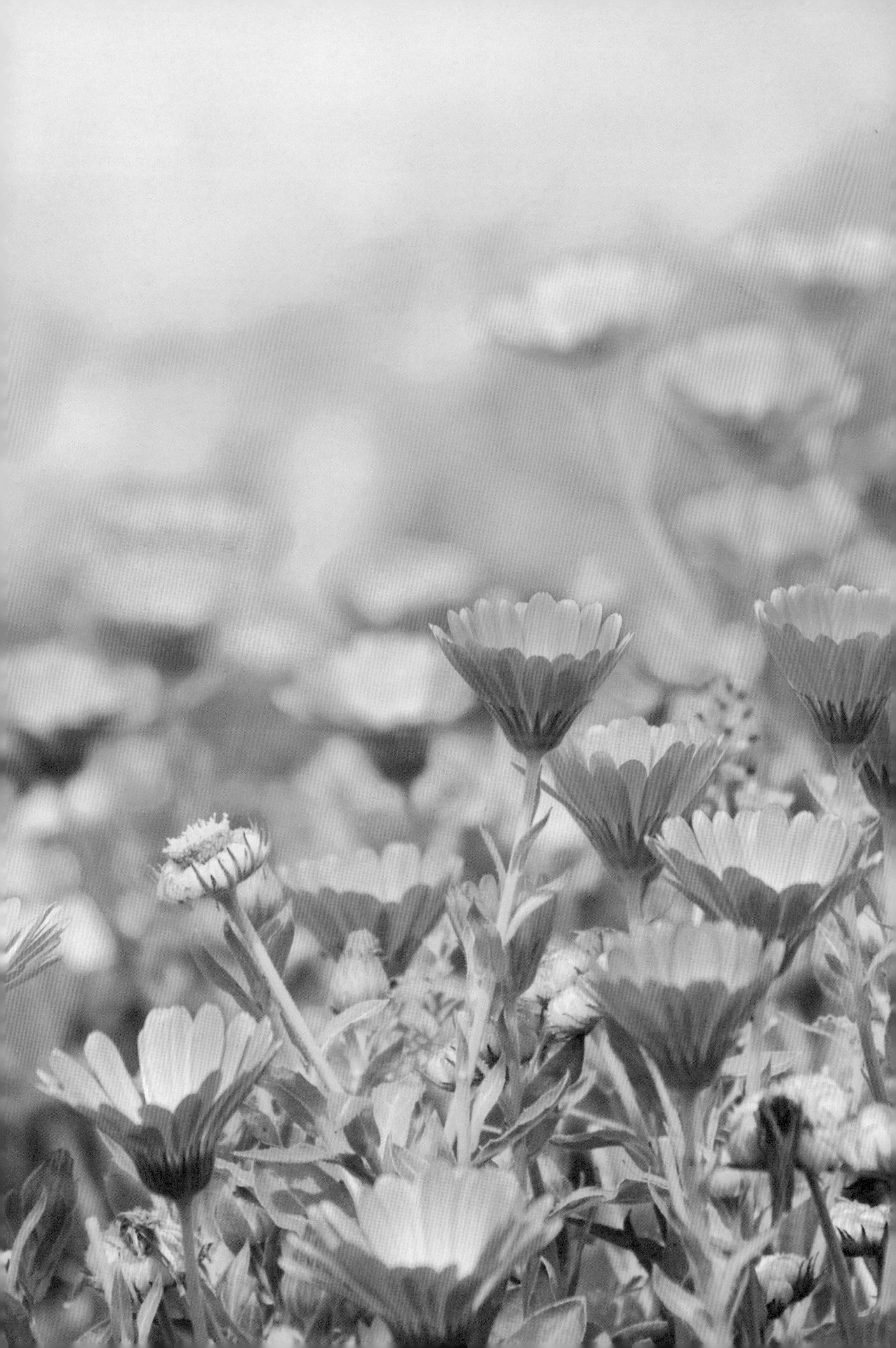

向各宗派道長學習

一般而言，修士、煉氣士於身上所守的竅位大約十幾種，師父曾說：「某次山上舉辦齋天儀式法會，眾道長中有一老道，於唱誦時發覺他的頂門時而隆起時而凹陷，但聲音並非從口而出，眾人皆奇。一週後法會圓滿，我好奇地先和他攀起交情，這位老道說：『我當年遊方行腳至西康遇到一位喇嘛，傳授我金剛瑜伽念誦法後，又傳授我拙火大定及頗瓦法，漸漸地我從念誦中體悟到氣，因此我和道家所修的胎息融合互用，自然有時可以呼吸進出不需要經由口鼻，實在是一點都不虛假。』這一位外來的老道後來又跟我們說過，七十歲時他的師父對他說要他守竅，不在身體上，而是在自己的百會穴往上一個拳頭處，叫他意守該處。有時也叫他把注意力集中在眼睛和鼻頭共同交會的前方約一個拳頭處，和守住肚臍下約四指半的地方。他說師父告訴他，他的身體狀態不適合守竅在體內，而是要專注在體外。如此前後大約二十年，他隨時隨地都處於心氣合一的狀態，可見道門上方法實在是很多。」

每一位師父都有自己獨特的授徒方式，我另外也有一位道家師父，他長年居住在汐止的一處靜修處，這靜修處是由他的弟子們合資所建蓋，有四層樓，頂樓便是這位道長每年避靜煉丹之所。我曾多次在這位道長座前請示道功，雖然未有拜師皈依，但他待我卻如同入室弟子，親炙引渡，惠我實多。

那一段期間我和一位宗兄常有來往，他原是一貫道的點傳師，但自幼對丹道有偏好，又勤於修煉，他經常和許多大陸來台的方士道長、旨趣相投者常有往來，遇有高人也都必定摳衣晉謁，據我所知他所參訪的已達百人。在我初三暑假，他就帶我去參見了幾位前輩，例如居住在台大宿舍的李道長，當時也已經差不多七十歲啦！從那邊也聽到了很多法音。還有當年居住在新店郊區的一位王老師，他能夠為了推廣仙道之學，於天年之時尚能夠任運安道。當時我的宗兄對我說這位長者已經結丹良久，以他八十多歲的年齡，一眼望去僅約五十開許，可見道功精深之一斑。

還有一位孫老師，長年不斷地推廣王氏站樁，以及他家傳的《易筋經》和一些不傳的功法，也獲益匪淺。還有萬華地區的一位許前輩，對於他的誨人不倦，講解內丹時又能夠抽絲剝繭，深入淺出，至今想來至為感恩。總之，大約前前後後從我十五歲左右，一路和十幾位道功詣極的前輩道長均能有所請益，這位宗兄對我裨益實多。如今所緣先進大德皆一一仙逝，而自己馬齒徒長，一無所成，實在汗顏。

終生難忘的仙道奇遇

前面說到我年少時的某一日，堂兄領我到汐止半山丘一位前輩家中，道長看起來年近中年，骨秀清奇，儒雅中帶有一股仙氣，後來訪談離去後，一問才知已經八十歲了。當時和堂兄一起去的還有一位道侶，也都是年近中年，印象中當時所談的便是「玄關一竅」。

同去的陳君先發問：「請問師父，呂祖的《百字碑》所提到的『動靜知宗祖，無事更尋誰？』這句思來尋去，不解其意，不知道師父可否解惑？」這位前輩毫不思索地就如長江大河一般滔滔不絕：「這一段所講的內容是告訴我們，在一切時、一切地，都不能讓精神外馳，眼、耳、鼻全要收攝於心，藉以養氣，同時要專致一心，讓心趨於至靜。可是切莫壓抑強迫，只能用隨緣自在的方式，配合心氣，從靜中開始起修。漸漸地運用在日常生活上的行住坐臥，心中自有主宰，精神勿受外境干擾影響，任何時間都可以專注用心。可以如此，無論處於任何混亂、吵雜的環境，都不為所擾。」這位道長繼續對著我們三位後進，舉了他自己修行的近況：「我現在每天還有靜坐，一日最少三座。道務**繁忙時，我便把凝定無念散放於動中，和一切境界融成一片。整日裡無論是傳道、授課、與人交談，始終如於無人之境，心中**

一潭無波之水，任它境界萬千，了無波痕。」

我和堂兄剛進會所時，先在一樓等待這位老前輩的通知，他的學員先沏了茶給我們飲用。這地方尚屬清幽，雖然交通不是很方便，但是從山坡沿著石階小徑到達這位前輩的道館，此時華燈初上，看著山下閃閃爍爍的萬家燈火。這道觀依山而建，左右皆無毗鄰，雖然是在山丘之上，大約也只有兩三百公尺，可是佇立於丘上往下俯瞰卻有一種遺世獨立、孤形吊影、獨自煢煢之感。拾階而上，伴隨著階梯的是兩旁聳立著的松林，不知不覺隨著攀登台階，自己的心續也逐漸地帶引自己的情緒整肅儀容。道觀的前面有個占地頗寬敞的水泥地空間，有一個籃球場和一個羽球區，從兩塊水泥地的中間信步而走，腳底下所踩著的是一塊塊的紅磚，很快就來到了一樓的正門口，有兩位學員雙手打躬作揖，很禮貌地招呼我們裡面坐。我和堂兄對於書籍都是有特別癖好的習性，喜歡那種富面百城、汗牛塞屋的感覺。走進一樓舉目所看，依牆而立的是一整排的書櫃，我的心隨著隱隱飄來的書香給振奮著，堂兄對我使了一下眼色，意思就是說：「沒有白來吧！」

坐了約莫十分鐘，樓上走下來一位女學員，通知我們可以上去見這一位老前輩。沿著一樓左側的樓梯慢慢往上爬的時候，右側方也是一個佛堂，裡面供奉的是三尊高聳入頂的三清道祖，以及莊嚴的壇場。就這樣子一路往上走到四樓的頂端，出現在眼前的是一座紅磚黃琉璃瓦所造的建築物，古色古香，觸目所及都是高雅的墨竹和孟宗竹環繞在這座屋子的四周，我不知不覺被這古樸的氛圍感染到，如同置身於古書畫的情境中，雖然當時年紀尚輕，但是心中早已生起仰慕之情。

走進先生的會客室，右側邊有一處約五六坪大的會客處，擺放著長條沙發和茶几，我們三人暫時等待著，屋內早已有數位執經叩問先生的弟子們在問道。在會客室中隱約可以聽聞到先生的侃侃而談、暮鼓晨鐘的話語，對於先生的偉越和卓見，雖然在當時似懂非懂，但也聽得不亦樂乎。過了約十數分鐘，男男女女大約有七八人，陸續走出了先生的關房。

我和堂兄三人走進先生的房間，先生極為爽朗，聲如洪鐘，雖然已到這般歲數，但是兩眼眼白成青紫色如童子，面色白中帶紅。印象很深刻地，他的兩耳孔竟然長出兩撮長垂到耳垂的壽毫，相學上曾經看過這是指腎氣旺盛、氣力過人、長壽之徵候。先生很客氣地招呼我們坐下，每個人坐在咖啡色的圓蒲團上面，先生坐定後，垂詢有任何道業上的問題可以提出來，他願意盡其所能地告知。

不著名相　世事如鏡花水月

我堂兄首先從最基礎的如何煉精化炁開始請教於先生，先生也很慈悲、詳細地把修煉的過程，從如何開始溫養陽氣到產生陽氣，一路到如何採取陽氣，從守竅於下丹田，到丹田處微微發暖，先讓丹田的元氣增長、陽氣飽足後，配合吐納。先生說：「吸氣的時候，剛開始先練習每次輕微地吸一小口氣，吸入丹田處，吸的時候稍微用意念帶動提肛，但不要用力。剛開始吸氣的時候可以試著暫時憋氣，從一數到十，然後無聲無息地把氣從兩鼻孔，不吹動到鼻毛的情況吐出，反覆如此練習多次，時間漸次增長。但要注意的是，全部都是要在輕鬆的狀態下進行，不能用力，每個人隨著自己氣息的長短、強弱，調整閉氣的時間，不能硬憋，容易出亂。至於其他還是要有了解自己身心狀態的師父帶引，比較安全。」

堂兄接著又叩問了前輩：「胎息有無較簡而易學的入門法？」前輩說：「大多數的人都被一大堆的道教名詞給困惑住，什麼採藥呀！什麼大藥、小藥呀！什麼內藥、外藥啦！什麼真鉛啦，什麼汞啊，什麼竅穴啦，什麼黃婆、鼎器啦，太乙神女、武火、文火、五氣朝元……，這些根本都不是重點。過去的大德都喜歡藏一手，弄些令人摸不著邊的名相，無法下手，甚至道書前後顛倒放置，口訣抽丁掛甲，這些都是自私的想法。當然另外的一層意義是指命要師傳，以免盲修瞎練，走入偏途。

胎息簡單地說，把自己想像成未出娘胎的胎兒，依靠母親的羊水和呼吸。母親吸氣時，他也吸氣；母親吐氣時，他也吐氣，這個叫做同體呼吸。因此如果你呼吸得法，自然可以進入如同嬰兒一般。所以老子所講的『專氣致柔，能嬰兒乎』，這是一個重點。吐納呼吸進出到達最後時，呼吸軟若絲綢，氣若游絲，綿綿細細，若有實無，自然而然就可以又恢復到像胎兒臍帶未剪時一般的狀態。平日裡少耗氣，眼睛少傷神，耳朵少聽靡靡之音，嘴巴不說無意義的語言，心中杜絕一切念頭。**張三丰所說的『一靈獨存』，日常裡應對進退就如同鏡中影像，事情來了就面對，事情過了了無痕跡，沒有任何分別，自然就會真性常存**，從早到晚，外頭一切的境界絲毫不入於心。不要小看這些功夫，即便是修道人也未必可以做到。」

這位前輩又講了一個例子：「在基隆有一位大陸過來的老道長，此人功夫了得，據說已修煉達到馬陰藏相。不知怎麼搞的，經由弟子介紹，認識了一位閩南籍的女子，相差近四十歲。後來老婆把他所有的積蓄、細軟全部給款走，沒多久這道長瘋了，言語顛倒，落魄潦倒，令人心酸！我們幾位道友探望過他多次，也支持過他一陣子。」

前輩講到一個段落之後，他繼續對我們幾位後生舉了呂純陽祖師所講：「堆金積銀滿山谷，神仙冷笑應不睬」。孟子和孔子一生中雖然遊學諸國，也曾享有俸祿，但是無論是受寵或落魄，也都一派自然。丘長春道祖修道期間窮困至連粒米皆無，但對於修道的堅持始終依舊，最後終於悟道，後來得到元朝皇帝的信寵和皈依。皇帝對他說：「從今以後天下名山佛道一切廟宇、神剎皆歸先生統轄。」長春先祖並沒有因此而生驕慢之心，反而把一切奉養用來修造道觀，大興門風。可見修道人對於財侶法地如若處置不當，意念不純，也是會有魔考。

把握修煉的大好時光

「現在你們都還尚年輕，未來的路尚且遙遠，人生路上境界頗多，從前先人有把修道一生所會遭遇到的三十種關卡，寫得貼切實在，你們應該參看，別忙著吐納結丹之術。道門中眾說紛紜，特別玄關一竅，今天算是有緣，我略為點到。這玄關之所以至玄至妙，乃因為它其實不在身內，也無定處，無內無外，非須你已證悟性功與命訣，否則皆屬後天，所以奉勸你們不要妄學。

年輕人，你這種年紀都可以如此地用心辨道，我衷心地感謝你。我在你這個年紀，也還未有機緣碰觸到引道之師，可見這是你自己宿世的道緣，你要善自把握你這可貴的人生。現在我主動告訴你幾個日常生活中你會有所覺受，而又安全無虞的竅訣，你說好嗎？」眼前這位老前輩說這話時，是雙眼含著慈藹的目光對著我說的，突如其來如此地受寵，讓我有一點措手不及。由於當時還屬青澀，涉世不深，對於應對稍嫌窘迫，又有一點不知所措，但還是用道家的敬禮，手抱合同，打躬作揖地對這位老先生說了聲：「感謝老師。」

老前輩含頷微笑著對我講述：「現在你這個年紀勉強還可以說是童貞，而且對紅塵一切習氣尚未染著，心中也無太多俗世罣礙、諸事牽絆，實在是修煉的大好時光。你每天無論何時何地，輕輕地用你的心意注意到肚臍下面四指半之處，找到定點後再往此肌肉深處約三四公分，不是在表皮肌肉上，而是在深層的地方，有空就想到那個點上。每天若有碰到打坐時刻，便更專一於此，久而久之專神之故，氣也會調和為一。功夫漸深的時候，坎水自然清澈無染，精氣神自然歸元，打成一片。一般人之所以久坐無功，都忽略了最重要的一點，而且這個是我們日常生活中其實都可以做到的，所謂的水火既濟和水火未濟，所指的是心腎不交。

世間人從小便妄念不斷，思潮洶湧，煩惱雜生，已經成為習慣，很難斷除；一旦打坐之後，沒有了肢體上面和六根門頭對精神的分散，那時雜念會滋生地更加熾盛。依道家的觀點便是火氣上升，打坐起來自然下半身就會虛弱，循環不通暢。如果有些人念頭想得嚴重時，一打坐便會滿臉通紅，這要小心！很多人以為是因為打坐打到氣色變好，白裡透紅，殊不知是氣血集中在腦部的緣故。嚴重時還會常常覺得耳鳴，頭昏腦脹，偏頭痛，雙眼布滿血絲，這個就是水火未濟。

因此打坐時，其實要暗示自己應要放下外境諸緣，只留一心。人類只要想得太多，就會傷到腎氣；腎氣耗損自然腰膝容易痠軟無力，靜坐時就無法持續。因你剛剛接觸仙道之學，我今天告訴你最重要的要先煉性。什麼是煉性？就是修心養性。性不定則身不正，身不正則氣不達，神自然無法持一而平。神要如何專一讓它至柔？最重要的是要從無欲開始。現在你年少，對於物質、名利、財色觸及不多，很容易便能辦到，希望你盡未來際也都可以保有此赤子之心。

人的生死，存乎一心，是正是邪，在於一念。修仙成道主要的鼎器便是心神和心意，一旦心性專一，久久把持，純陽之炁自然發動，發動時丹爐自熱。所以我會告訴你：**靜坐之前，首要空心，空心才可以明心，心明自然性定。這個便是性命雙修之中修性之要訣。**

但是人無修煉，無法至真；未到真人大羅之境，難免尚有雜想。因此如果你在靜坐或是動中碰到雜念過多時，應把心合於虛空，漸漸地心緩緩漸定之時，再回原於呼吸進出之處。常常用此方法反覆修煉，到最後十方就是心意，一心含括十方。最後會體會到不生不滅、不進不出，玄中至玄的竅訣，那也就是我能修煉結丹之始。」

最上乘的修道求真

老前輩說到這裡的時候，用手輕輕一揮指著我：「方才你跟我說到，你一打坐幾天之後，常常感覺腰腹之間會有搔癢感，而且有時候會起疹子，早晨將醒之時皆有勃發之相，問我有沒有關係？這是好事，但是要有方法對治，因為你尚在求學階段，沒有辦法二六時中想坐就坐。你目前的這個現象就是道家裡面一般人所說的活子時，也可以講說是一陽來復。不需要太在意，在意就偏執。一般人錯把腎當坎位，其實人的一身遍體皆精，精之所在，氣必加臨，精氣相加才是正宗坎位。目前你只要身心放鬆，呼吸自然，勿執勿著，用正確的河車運轉，把純正之陽氣獲得之後，讓它遍行八脈。其實按照我個人的經驗，修煉之人未必各個皆要行河車搬運之術，也可用清淨無欲之法修煉，那便是在靜中和動中都心光內攝，獨守幽閒，呼吸自然，專注於一心，綿綿密密，不需要管什麼文火、武火。

今天我對你所講的乃是因為有特殊因緣，我才和盤托出。小伙子，你要知道，我過古稀之年才體會到真傳半紙的真諦。你看到一樓進來的地方，全部擺滿了最齊全的《道藏經》，實話告訴你，這些東西都是遮明眼人的眼皮而已，真正的口訣其實只是三言兩語。所以我要告訴你，古來修道求真，不外乎兩條大道，一條叫做清淨，一條叫做栽接。一般之士大抵都需從煉精化炁、煉炁化神、煉神還虛，循序而修。清淨修持一脈，其實少矣，都是揀擇上智慧者，才可以傳授。清淨的修持，直接進入還虛的階段。

我們人的色身原本就是一個大宇宙，這一片洞天之中，本來就具足了後天道家所說的乾坤坎離、陰陽水火之器、小周天、大周天等等搬運之術，如同大自然間氣息四季之變化。而大自然界皆有一主宰者，我們人的身體必然也有一個主宰，這個主宰就是我們的元神。用現代人的說法，就是我們的靈魂，也就是心神。**人類只要依靠修持，最終還是可以回復到原本的純淨、沒有雜染的心境，無憂無煩，歸元於心，根本不需要強迫自己的意念，去推動和把玩身上的氣和呼吸。**人只要達到無欲無求，虛靜篤實，自然契機運轉。到那時，進一步收攝真意，神氣相交，便是道家所言的採得人身之真汞，實在是我們人人本來就都可以修煉而成的神氣相依。如此一來也是成為日後出陽神，化身千萬的重要途徑。」

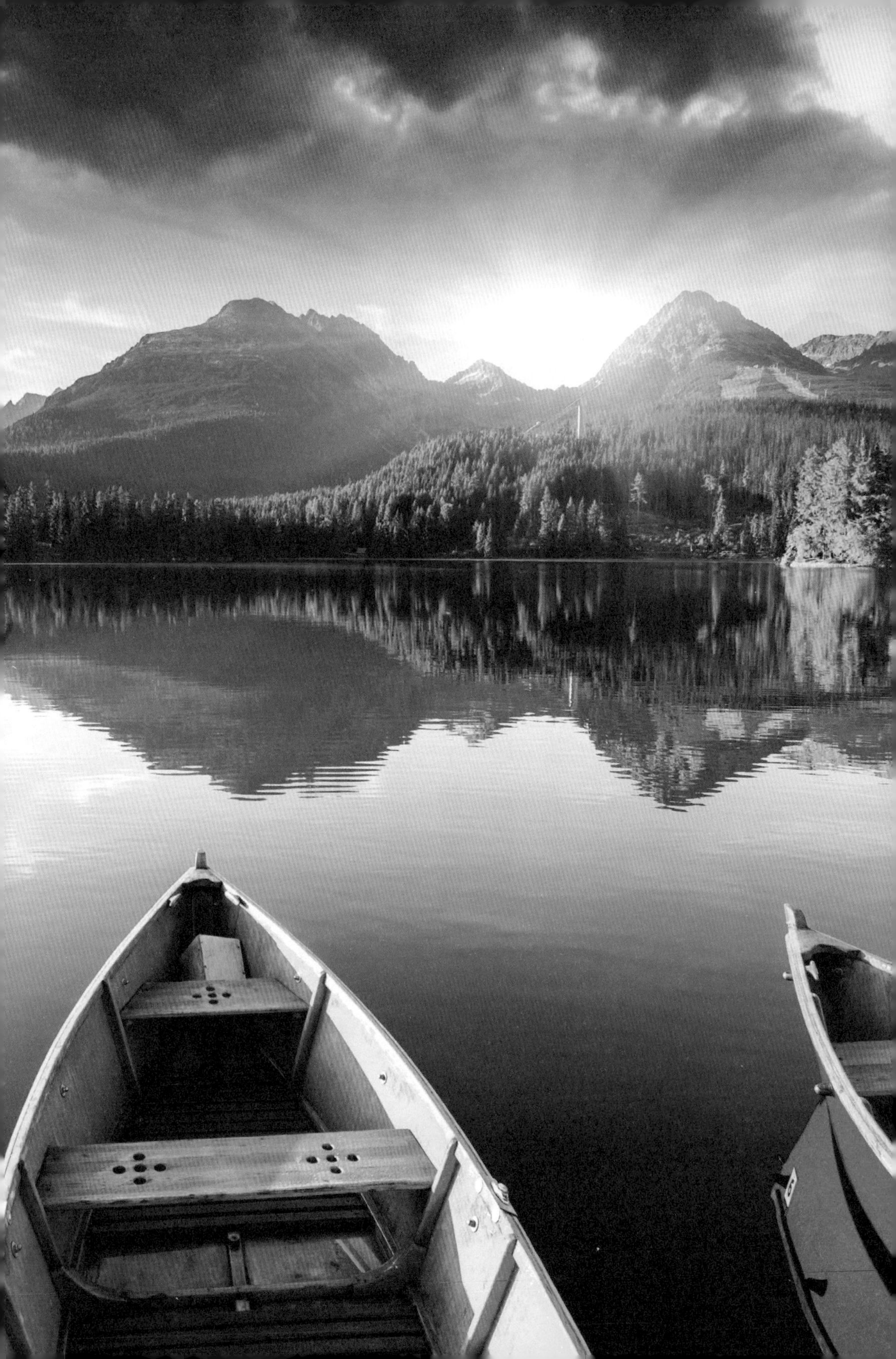

再次強調呼吸與舌頭的重要

老前輩以他五十年的經驗，講述了他接引無數人的體驗，再度地跟我說：「你如果是在靜中，兩隻眼睛半閉半張地同時輕鬆地交會於鼻準前端，看著前方自己所找的一個定點，這個動作會讓你的心神專注，心光不會外漏。呼吸快的時候，記住只要舌尖抵住上牙齦線；但是如果呼吸綿密緩和，細如絲縷之時，則要配合呼吸的進和出——吸氣的時候輕輕地舌尖上捲，吐氣的時候舌頭下捲。

道家很注意舌頭的妙用，稱為『攪赤龍』，其實和我們體內的五臟六腑也有莫大的關聯，而不僅僅是做為接通竅脈的橋樑而已。中醫裡邊所講的望診，不是只有光看這個人的表皮氣色而已，透過觀察舌頭上面也可以看出一個人的心、肝、脾、胃腑臟的功能。心火太過熾盛，舌尖的部分便會明顯赤紅。一個人飲食正常，胃氣調和，看診的時候便會發現舌頭表面顏色適中，比較潮潤，而且舌苔不會很厚。舌頭的最後端有一個區塊，是代表腎臟所藏之處；舌頭的兩側邊分別是用來了解病人的肝和膽。人身臟腑氣血的調和與否，津液的多寡，和舌頭也都有息息關聯之處。例如一個人的舌頭一伸出來，有明顯的剝裂如龜殼的刻紋，多半都是氣血兩虧，熱氣熾盛而又虛極之身體。配合脈象就應該要考慮到如何滋陰益氣、除溼健脾……，所以舌頭裡面有太多人體秘密的反射區。

道家之所以要修道士於靜坐時同時配合攪動舌頭，把靜坐過程中所分泌的口水吞嚥進入丹田，除了可以安撫五臟不生痼疾，對於安神降火也有極大的功效。通常在這裡常住的修煉士在晨間做沐浴功法的時候，在舌根這個部分，通常我都會叫他們先把臉部的神經肌肉完全地鬆弛，對著鏡子或者是獨自先做咧嘴微笑狀。儘量把嘴巴張大數次之後，接著儘可能地把舌頭往外吐出，往內縮進，伸展舌頭的神經和肌肉，總共三十六次。之後讓舌根先攪動上顎三個區域後，再攪拌下顎處，同時如刷牙漱口狀。結束之後調整一下呼吸和心神，再分三口吞嚥進入丹田。這麼多年來，聽這些學員們說，有的人晚上都不用再吃安眠藥啦！也有些人顏面神經有問題的，配合這個方法和按摩，很快地就迅速恢復。所以不要忽略了舌頭這個部分。

之後如果感覺意氣浮動，可以時而輕輕地闔上雙眼，把意氣稍微專注在丹田處，配合吐納，等心神再度統一之時，再回復到垂簾，半閉半張。如若覺得身體沉重，昏昏欲睡，無法把心力集中在竅穴上，此時可以雙拳握固，大拇指壓住在無名指根部，兩臂伸直，拳心放置在大腿處，瞪大雙眼，看著正前方數度之後再還原。如果感覺心思極多，或有些不是正面的、偏執大的妄念，就看著這些念頭，但是可以把一切的妄念全部配合著呼吸進出，投射在鼻準約一個拳頭處，等待心續恢復之後，再度還原。」

瞋心不起　收攝六門

「我們人的生命元素最重要的就是精跟神，人體中最主要的能量也存乎此。一般來說，修養內丹也是著重在精跟神，所以用鉛來比喻精和氣，用汞暗喻神。因此從年少時期開始，就要把精氣神給鍛鍊好，以免到了中年，氣色衰退，鉛汞不足。平日裡，神足，氣就會飽滿；神清澈，精就會自然茁壯。所以神清、氣清、精清，這三清是道教中最重要的元。」這是這位老前輩繼續再給我們三人所開導的。

接著他的身體趨向我坐的方向，特別指示我說：「一般男子十三至二十五歲正是陽氣鼎盛時期，最忌諱者，每當陽氣微發就無法控制慾望，導致漏失過多，此是對精氣神最大的傷害。因此你千萬要注意，過去仙真辦道修煉於情慾，多有栽倒，所以微陽的產生，關係到日後修道成敗契機，不能等閒視之。年輕人不知道此重要處，不斷任其流失，要知道點滴之水可以成江河。」

這個時候，堂兄利用老前輩開示的空檔，幫我們提問了一個問題：「現在我們也都只是按圖索驥，照著師父所說的修煉。雖然說小周天、大周天都有在隨意引發，但其實離大道甚遠。因此，但祈道長指示一條先天修心之路徑，而不是只在肉身上修煉的方法，以免萬一色身未成，尚有一線生機。」

老前輩聽堂兄這一番言真意切地請求之後，點點頭，接著繼續對我們說：「能夠提問這樣子的問題，表示於後天的修煉上有用過心，才會對向上一路欲有探詢。對於先天之道，其實對一般人而言難乎其難！雖然少數人可以平日裡不勞動四肢，不攀緣於目，不妄聽於靡靡之音，亦杜絕於一切是非口舌，心也如冬藏動物一般，但最要者是在於虛極靜篤下手。道家所說的玄關和竅位，其實都是非不得已而對中下根器所說。大道之根本，在於混沌中獲得。這裡所說的混沌，必須修道人到達與天人合一，和天地同根，專氣於一的狀態之中，才有可能體悟到恍惚混沌的境界。就在這個時候，才有機會採得元神之氣和元陽之機。

一般修道人如果碰到有經驗的師父，都會教導這個時候就是見得真性，採得丹頭最好的時機。對於有聰慧之根的修士，他始終懂得於一切時中隨機而煉。於靜態中，持命靜坐；於應退之間，修性。依照我的經驗，真正的靜坐處是在吵雜潰鬧中，神氣不動，瞋心不起；於鬧市中，如處子一般。這種功德，勝過靜坐千回。大道至簡不在妙無，平日裡遇有空閒，調息將神和氣收攝於臍下之處。隨順呼吸進出之數，如若可以到達萬次之息而無雜亂，收攝六門，漸漸會感覺外界一切呼吸停止。如此的境界中，如同貓看著老鼠一般，知道就好，不需要刻意，漸漸一股陽氣自會冒起。

這裡可能稍微要跟你們年輕人解釋一下，所謂收攝六門，指的是大小便竅，口、眼、耳、鼻和心，古真人有說過：『上面不閉則火不聚，火不聚丹不成；下不閉就火不聚，火不聚，金丹如何得成？』所有的古德都知道，要煉得金丹，下手之處就在專神至一。順便有一個小技巧可以給你們參考，如果你們日後有在做河車運轉時，要把氣存想於丹田處，這是在吸氣的時候要做的；同時，舌頭要抵住上牙齦，真正的甘露水會調伏心中一切雜想；牙齒上下緊閉，勿留空隙，把自己的注意力隨著呼吸的進出專注，和心融合於氣。」老前輩説這是對於我們這些年輕剛入道的人所給的建議。

「有時候靜坐進入較深的定境，會覺得心突然之間光明照遍，就如同廣大無垠的天空一般，周圍一切境界全部知曉，但卻不為所動。喜事來時，不沾沾自喜；恐慌憂懼之事加臨，心也不會隨之起伏。如同色身上面所掛衣物，雖然日日不同，但赤條條的臭皮囊始終一具。有人到達此種境界，認為性和命同證，其實應該本持不變隨緣之心。修行人如果心中也一竊喜，則先天好不容易所獲得之神妙，卻又會因為此一患得患失之心，失之千里。」這是老前輩繼續對著我們三人所講的一番話。

就在這個時候，老前輩的侍者叩門請示，會客室另外還有兩組弟子在等候。老前輩抬了抬頭，揮揮手示意表示知道這件事情。我們三人面面相覷之後，心中覺得會不會占了太久時間，影響到別人問道。就在這個時候，老前輩似乎明白我們心中的意思：「沒事！沒事！最後我再對你們說明，你們靜坐修道其實就抱持一種隨遇而安，任何時間總放著一個太和平靜的心。呼吸於一切時都要注意要柔順均勻，心神專注於氣息的進出之中，便會經常如入虛極、靜極之狀態。這種虛極、靜極的意境，其實以道家來講，就是元神和心，但道家都會把這種境界說為『打開了太極之門』。所謂的『真種』，也是來自於一切虛無中的一炁。修道人如果有辦法掌握到在此空無中之一炁時運轉河車，所獲得的才是真正的人身至寶。一切仙家最終所獲得的也在於此，但是經驗稍嫌不足的修道人，也常常在寂靜的狀態中，有時會對於突如其來的氣感到不知如何是好，這一點很重要。

許多修道靜坐之士總喜歡把自己打入到空空如也的境界中，其實在這裡要極為小心。**無論你靜坐到任何的靜境，始終仍要於元神之中**

有所覺知，不然境界不高，最後一著始終在於那一點靈明覺知之真意。這就是所謂的真藥所在處，這也是採得真丹之方法。於一切任何至高之境界或後天境界中，就是用這個方法去保任它，守護得好，就是活龍養真珠。朱雲陽仙真曾經說過：『虛無之中有一物存在，所講的就是真陰；而在至極至虛境界中仍然可以把持元精，就是真陽。如若可以用此方法，必然可以採得大藥。』」

仙道奇緣　朱子靜坐法

老前輩幾乎把他數十年修道的精髓傾囊而出，就如同前輩所講的：「真丹還須有口訣，否則何處結聖胎？」參真修道最忌諱自己堵塞悟門，這個便是管窺蠡測。在青蛙的想法中，世界上怎麼會有龍穴？烏鴉怎麼可以想像得到，這世界上居然還有鳳凰所住的處所。「今天和諸位有緣，並非偶然，一定是有昔日之因緣所牽。我很珍惜人與人之間的因緣，恰如張良之從於赤松子，黃帝於崆峒山問學廣成子，一切都是天緣。我絕對不會因為你年輕而有所藏私，道者天下人之共物也，有緣者得之。你我他日將不會再見，因此我把個人微薄的淺見和盤托出，希望諸位日後得以弘揚。」

我的仙道因緣說起來也頗有一些奇遇，因為年少時得遇家伯母對我的寵愛，十七歲曾引我入一貫道，蒙受諸位前人之謬愛。後來碰到大陸來台同善堂的一位前輩，當時他年紀也約七十開許，知道我喜歡靜坐，常會對我講述靜坐的一些技巧和典故。

他曾經對我說過，他在上海和陳攖寧時有往來，關係屬於亦師亦友間。陳攖寧本來是皈依在龍門派的一位在家修士，對於仙道有極深之研究。當時是因為陳創立了一份月刊和經常辦講學，這位前輩常常會同陳攖寧討論《參同契》的內容，在那邊也結識了一些陳的弟子。來台之後，又再度巧遇一位姓袁的陳氏弟子。他曾經對我說過，近代這一位陳攖寧道長對於仙道的貢獻是很多的，當時他曾在他講學的地方時有進出往返和酬唱。當時學員大約近百人，但大都是來來去去，而且好像都是女性居多。陳攖寧對此也並沒有氣餒，他結合了醫學和科學，配合《易經》的原理，自然也吸引了一些慕道人士從其修煉。

這位老前輩來台以後和他時有往來的，據他所說，尚有崑崙仙宗的劉培中道長，和居住在基隆的一位針石子道長，還有一位當初旅居香港的孫醫生。根據他的經歷，曾經一段時間因為在佛堂遇有節日時，這位前輩總會翩然而至，且常常主動邀我共同食齋。食間與休憩時段，他經常會主動地對我講述一些靜坐需要具備的理念和常識，在我的人生學習過程當中惠我實多。

他經常談論到朱子的一些理念，並表示其實和靜坐、修道是可以融會貫通。他說朱子所說的「主敬」並不是只有在身體方面的要求而已，而是專一的心性也收攝在這其中。朱子建議讀書人要把讀書這件事情，無論是在靜中、動中，甚至睡夢中，都要專注於字裡行間。如果沒有辦法專心一意地專注一心，書是不會讀得好的。因此朱子的窮理主敬學說，如果能夠真正地去體悟到，對於養神、養氣都有莫大的效益。朱子也提倡了儒家的靜坐方法，這在朱子的一些教學資料中經常都可以看到。他曾經不只一次地對學生談到，**要收攝身心一定要靜坐**。他也曾經談到，如果心多向外攀求，追求物資或聲色時，要趕緊收心，靜坐是必然的。其中比較重要的，朱子也有說到：靜坐的目的不是為了求仙、求真，而是在**做學問讀書之暇，遭遇身心困頓之時，讓自己的心有個安歇處所，不讓其走失**。

先生也曾多次地對我講述《參同契》內容，前後兩次引經據典，令我得窺殿堂之美，整部經文貫穿所有丹道以及先、後天《易經》的道理，這段時間紮根最穩。而魏伯陽先生所注之《參同契》，真的可以被列為萬古僅存的重要著作，實不為過。

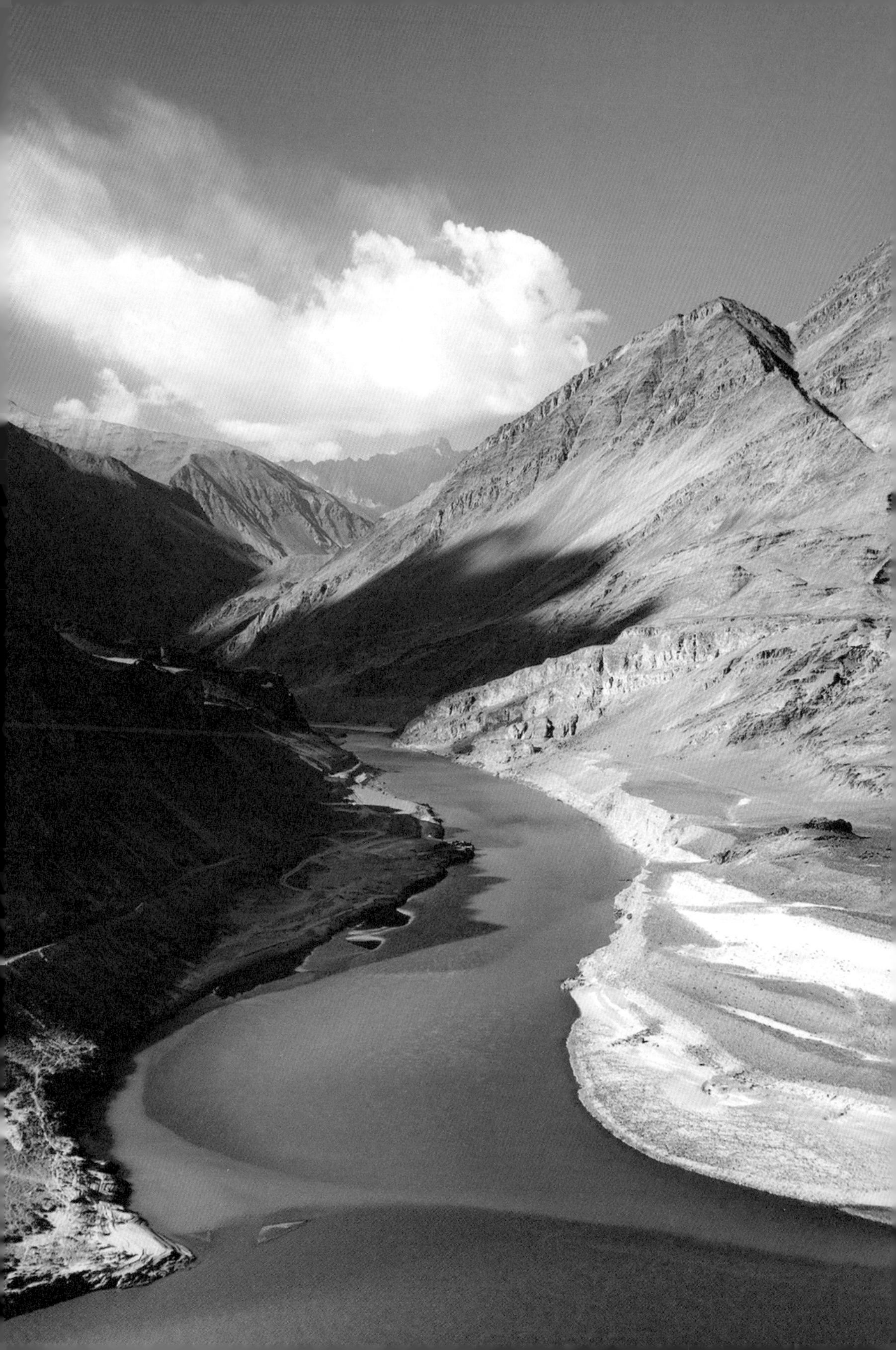

男女靜坐注意事項

某次因為我向這位賀老前輩提問精氣神方面的問題，他很直接地告訴我：「只要是男性，一定都會遭遇到一個比較尷尬的問題，那就是遺精、漏精。但是如果沒有修命的方法，在成長的過程當中，難免都會有這方面的困擾，這主要是因為腎水和腎氣不足、耗損所引起的。當然中醫裡根據個人體質的搭配，都會給些肉蓯蓉、菟絲子、牡蠣，或者鹿茸……，但是這並非治本的方法。」這位前輩因為也是位中醫，他還告訴我可以用一些藥研成粉末，把它放置在肚臍上面，用紗布和貼布封起來，可以幫助防止遺精又補氣的驗方。

另外他還教了一套針石子道長曾經告訴過他的一個方法——兩個手臂如同抱著一個大球，用力地貼住前胸，用力的時候肛門同時配合鼻子吸氣，縮住肛門，把力量用於尾閭往上提起，讓這股氣流上升至頭頂；氣往上提時，兩個肩膀也隨著往上聳，提到所吸的氣無法再吸為止，把氣吐盡，如此再反覆地重做七至二十一次。這位賀老前輩介紹很多人做這個動作，都有奇效，不過這個方法還是要請有經驗的師父親身示範，比較安全。尤其年紀輕的一般修士，儘量不要守竅在下丹田太久。若要守竅，最好就用若存若空的方式修持。年紀輕的女修士，碰到生理期時，前後大約一週，也不適合守竅在這個地方。

這位賀老前輩可能和針石子道長也有一些道緣，他曾經告訴我由於家族遺傳有高血壓，只要稍微勞累，生活不正常，血壓一定都到兩百。有一段時間因為工作過勞，引發了小中風，右眼完全失明。後來針石子道長告訴他靜坐的竅訣，教他一天做八次，一次最少都要半個鐘頭。他按照方法再配合醫生的處方，兩個星期以後，他感覺顏面神經和眼睛腫又充血的部分漸漸趨緩，並且消退。過了一個月，覺得有股暖流從腿處漸漸移至丹田的地方，最後連兩隻手也都暖熱起來。再經過一個月後，完完全全不用再服藥，而且血壓也都降至正常數值，血糖也恢復正常。接著經常有一股熱氣在小肚子附近上下竄動，有種說不出的舒適感，但是他自己知道他的身體已經恢復到正常，而且比原來未打坐前好了太多。

賀老前輩也很熱心地把他當時從針石子處曾經聽聞過的坎離、乾坤交配的技巧，和移爐換鼎的口訣都和我講述過一次。也就是如何修煉小周天和大周天，一直到如何得丹，都很清楚地講述過。針石子道長讀破萬卷《丹經》，對於《易經》有極精湛之修養，常舉《周易》卦辭套用在修道上，已經到達化境。賀老前輩曾經對我說過：「你將來在做築基功夫時，一定要在不著意的基礎下進行。真正的築基水到渠成的時候，是無任何的意念可以再生起。要記住世間的塵勞呼吸所伴隨的煩惱，如若不停歇，真息將永不得見，至於採藥之類就更不用說了。」

甩手功配合靜坐

賀老前輩還曾對我說過，他很幸運地碰到了當時人稱「羅真人」的羅春浦道長。羅春浦在岷山擁有大批的信眾和徒弟，當時曾從他處習得很多口訣，包含從陳摶流傳下來的睡功訣。賀老前輩教導我如何甩手——

他說：「甩手前先兩腳與肩同寬，不著鞋襪，最好是站立在草坪上與地氣相交更佳。先想像全身鬆透如同洩氣球囊般，由頭頂的毛髮一路鬆透到腳底三次。之後調節氣息，先緩緩吸氣至丹田處，再從丹田處由兩鼻孔吐氣而出三次。接著把注意力放在腹部區，很輕鬆地讓下腹部完全放鬆，不要憋氣，守住肚臍以下四指半的地方，在甩手時把注意力若有若無地放置在此處。然後兩手臂打直，包含十指和手掌全部打直，但肌肉和骨架都需完全地放鬆。

初期只要先做到意念放鬆、肌肉放鬆、關節放鬆，全身只守住一個『鬆』字訣。然後兩手臂用七分力往後稍用勁甩動雙臂，到底時用三分力放鬆地往前回彈。在往後甩手的同時，足下十趾也需用力抓地，才有觸動氣血循環、蠕動腸胃的機能與效果。漸漸地會發覺有微微發汗和腹部暖和、氣血暢通的效果。雙眼平和無意地看著正前方，但用意不用力，做到有感覺時微微地把雙眼皮蓋起來，但是眼神不閉，仍然看住前方一點處，有收斂精氣神的效果。特別是對於補足神氣很有幫助，很多前人也都因為練此甩手功氣血自通。而配合靜坐，得以打通大小周天。」

只是賀老前輩有特別補充：「如果進一步要打通陽蹻、陰蹻、陽維、陰維、衝脈、帶脈等處時，可以把意念改放在兩胸中間膻中處，繼續甩手，呼吸一樣從鼻孔進出。此時可以在思想能力比較容易專注時，配合行功。因為思想太多雜想、煩惱，會讓氣血瘀滯，或者思緒過於散漫；缺乏專注，很容易讓氣凝結形成塊壘，所以在甩手時，儘量處於不被外境所動。心過於跳動，容易引起虛火上身，過分時會引起耳鳴，齒牙不舒服，如果沒有調理好，皮膚也會長疹子。此時需要稍作休息，調整呼吸。調整的方法是呼吸自然，眼光內含，耳朵內收，鼻息均勻，口禁語，輕鬆地把注意力放在呼吸上面。可以坐，可以站，重心在於停止萬念紛飛。等到專注力可以時，再恢復原來的甩手。

行功漸深時，可以培養元氣，保護腎氣，溫養肝氣，調和肺氣，身清降濁。若再進一步時，可以配合呼吸之法，讓氣更迅速地氣遍全身。只是到達這個地步時，要注意氣要靜，不外流；心始終保持無波潭水一般地淡定。漸漸地控制自己的呼吸，讓呼吸從輕漸重，由淺入深，漸漸地氣通達於外膚；進一步通徹骨骸，撫揉五臟六腑。坐間稍作休歇，休歇時可作棄濁功法，吸一口氣，分成三口氣吐盡；再吸入一口氣，分成三口吐出；再吸入一口清氣……，如此反覆七次，但吸吐時都要輕鬆為宜，不可做到頭暈、噁心之用力。」

賀老前輩在那一段時間裡，陸陸續續對我傳述了這門配合靜坐而修的「三竅十二重甩手竅訣」。最後他也告訴我：「最後守竅甩手可以放在兩眉之間，但是如果有高血壓或氣血問題的人，不適合守在此位。」他也很清楚地告訴我，如何藉由甩手動作打通人身內外停滯之氣。

這套功法，據說是當年賀老前輩在四川所習得。的確，如果賀老不告訴我他的實際年齡，看上去會覺得只是五十出頭的年紀，皮膚永遠是有層光澤，白裡透紅，加上舉止有度，靜動輕靈，不會亞於一般的年輕人。他說他當年很用心地配合靜坐十年有餘，那十年之間，他連一次感冒都未曾有過，頭痛腦熱之事也極難發生。但是他也有曾經交代過，關於守竅，**如若在功法未深時，先不宜固守某竅，只要著力於呼吸氣息進出自然即可。**

陽氣旺時打坐與丹田竅訣

外間仙道雜書頗多，千萬不能託書而煉。命要師傳，性要自悟。尤其有些道書間雜錯糅，陰陽坎離顛倒，誤人實多。他建議我儘量要在陽氣旺時打坐，也就是子時之後，午時之前，效果會比較好。莊子所說的「真人之息以踵」，真正的意思是指呼吸漸漸地藉由靜坐、調息，愈來愈深，愈來愈沉，但是無聲無息的境界，而不是一口氣就吸入到腳底。有空多去看初生嬰兒的呼吸，嬰兒雙手握拳，腹部上下起伏，這就是一大秘密。呼吸到較高層次時，便如同烏龜吸氣一般，到最後息息歸臍，這個臍就是修煉到達後天返回先天最上一層的呼吸法。剛剛同你講過的，人體上面的三個丹田，依道家來講，上丹田是在泥丸處，中丹田是在膻中處，下丹田就是臍下之處。

賀老曾經提到，到現在他還是不敢或忘地在每次小解時，都會謹照羅真人告訴他的上提腳跟，緊縮肛門，分段小解，叩齒上視，握緊雙拳，注意力放在兩腎之中。他說如此有助於生命力。腎臟還有一個副腎，這副腎就是一切生命來源之所，也是打坐修煉真陽來處，不可忽視。他曾經提到羅道長贈給他的一句話：「服丹守一，與天同齊；還精補腦，至壽無極。」他漸漸地有所體悟。

賀老很注重存想，所謂存想就是讓自己心無雜念，專注於一氣之間。他曾經特別說明這個「一」是很妙的一個字，**一就是沒有進和出。念頭沒有來，沒有往；呼吸沒有進，沒有出。**這是何等境界！這個也如同老子曾經提到的一句：「惚兮恍兮，其中有象；恍兮惚兮，其中有物。」是同樣的意思，《黃庭經》裡也都有數次提到。所以這個「存想」，也就是專一。讓自己的心攝於神，真氣必然產生，真陽自然孕育。我曾經請教過他，如何能夠存想服氣和胎息的方法？賀老前輩所講大意是指：「剛剛開始的時候，先不要有任何的限制，只是自然讓自己的呼吸進出順暢，勿有停滯。到了身心舒泰的時候，調整好自己鼻子呼吸的進出，先可以練習吸氣，引一口氣放置丹田處……。然後把嘴巴閉住，心中默數停留的次數，由少到多，到氣憋不住的時候，再從嘴巴徐徐緩緩吐出。然後再用鼻子緩緩吸氣進入到丹田處，等到停滯的氣愈來愈長，自然胎息便會產生。

心專注在臍下四指半處，叫做凝神，先自然呼吸，最後把氣吸入存放於臍下四指之處，叫做調息，心和呼吸相依相隨，最後身心處於一片寂靜，叫做勿忘勿助的境界。心不外有，心靜氣息自己會調靜，心靜漸漸會進入定中，稱為死心；但此死並不是真正地像黑洞窟中之烏龜不見天日，要配合回光，專注於丹田，行住坐臥不離此處。

最重要的是，靜坐時要把自己的心和氣專注停置於丹田處，等待時機成熟，在腹中盪氣迴腸，凝而聚之，內外氣息交合於丹田，漸漸氣流會充沛灌達身中八脈及諸小脈。二六時中，一天二十四小時，經常專注於肚臍下之處，想像有團暖流下注丹田處，無論是靜時、動時都如此想像。久而久之，肚臍中一片真火，自然隨時存在，此真火會把一切痼疾消除。

靜坐時所集口水，每吞嚥一次即有一次的功效。吞嚥愈多，五臟六腑愈能調和。等到心火下降，腎水上提的時候，叫做水火既濟，此時內丹就可以圓滿。最好在每天的陽時，特別是在寅時和卯時（早晨三點到七點），這段時間是屬於陽氣剛剛升起的時候，如果可以臉朝東方或南方盤腿靜坐，隨著呼吸進出，清氣入身，自然會產生口中津液。等到它滿時便吞嚥，吞進一小口時，肛門輕輕一縮，如此反覆行之。如果氣不足，就把頭往下，嘴巴微微張開，把氣往外徐徐吹出。」

這一位賀老前輩似乎和我極有因緣，他愈講愈多，把他過去在四川所學的竅訣毫無保留地和盤托出。賀老前輩曾經說他在成都山上碰到一位老道，也是用此功法行煉多時。此老道把斑白的頭髮全部變成如年少一般的黑髮青絲，原有的舊齒有脫落者，重生智齒，春夏秋冬就一襲衲衣，不畏冷熱。後來活到一百五十幾歲，最後不知所蹤，人也無法尋找，是一個頗傳奇的人物。

賀老前輩曾經提醒過，坊間很多人流行房中術，他說這個方法從漢朝以來在民間就頗為盛行。但是老前輩說這個是屬於旁枝末道，千萬不要跟進，所知道的就有十幾種派別，有說可以補虛勞，去痼疾，或採陰補陽，其實很多人藉此滿足私慾而已，這要極為小心。若行之有法，頂多也只不過獲得還精補腦的利益而已。其實靜坐的整個黃金地段便是在我們肚臍周邊的下腹，古人所說的爐，就是肚臍以下的部位，至於肚臍以上的叫做鼎。有獲得口訣的煉氣士，便是藉由己身上面的鼎爐修煉，主要是轉化我們人的慾望，藉以提升生命的能量。

賀老前輩金針度盡、老婆心切，最後建議我可多看呂純陽的《百字銘》和張紫陽真人的《悟真篇》。總之，他建議我多看古真人的道經，加上自己的精進與體會，融合有經驗的先進所得，漸漸地自己就會有所增長。這是我和賀老前輩的一段仙道善緣，如今哲人駕鶴，音容猶存，只能感恩再三。

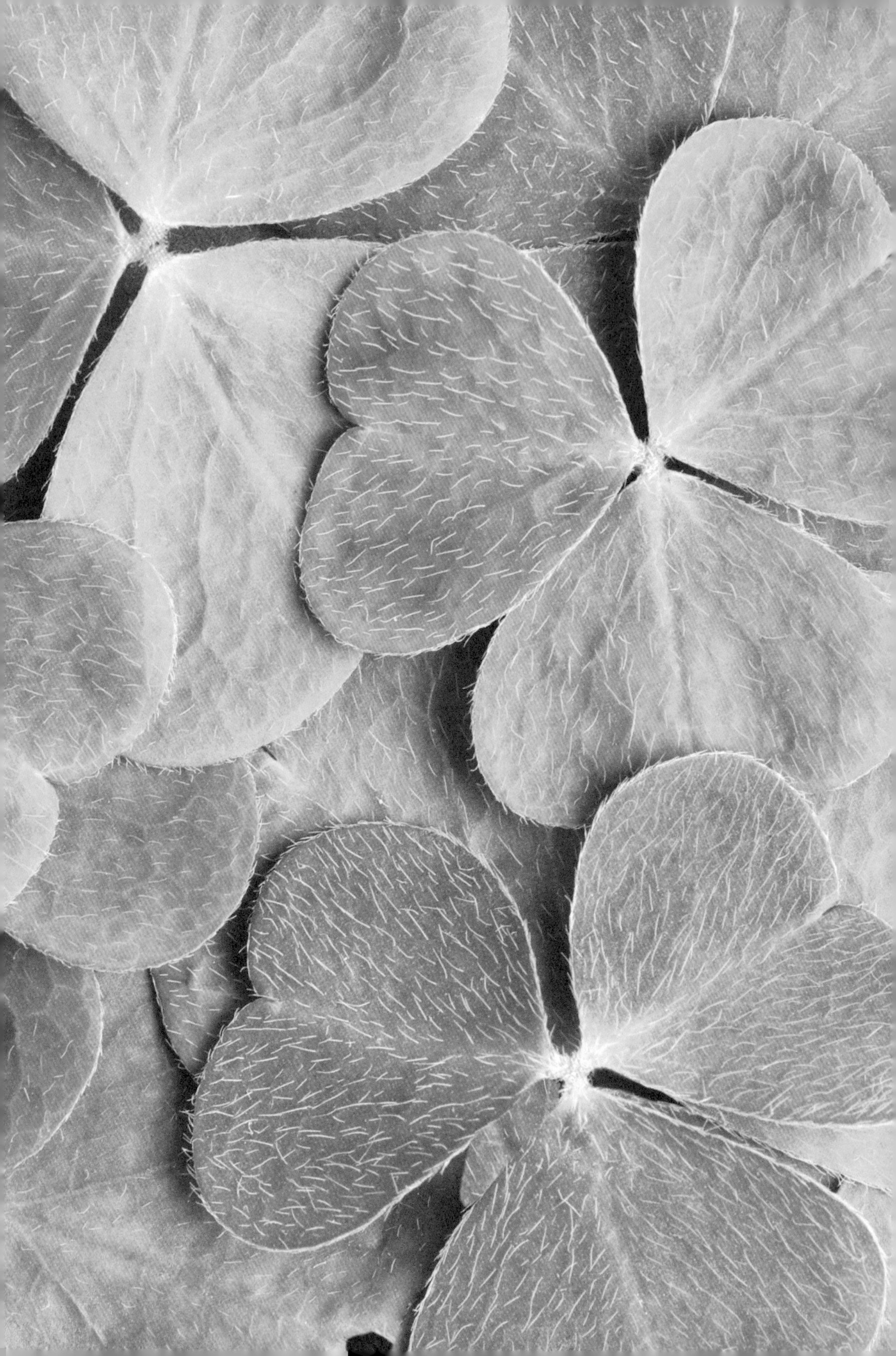

調息可護身　不談怪力亂神

民國六十八年冬天，我全真道教師父一日偕同兩位侍者出遊，於陽明山仰德大道一處斜坡顛簸處，恰好有一輛小貨車緊急煞車，駕車的師兄來不及反應，撞上了對方的車尾。由於這一個震盪過大，前座的玻璃全毀，但是說也奇怪，師父和兩位師兄都毫髮未損。肇事的貨車司機很焦急地哭喪著臉，連賠不是，另一位師兄則和司機理論理賠等事。後來從兩位師兄處聽聞，這段期間師父一人獨自閉目調息，一動也不動，前後大約一兩個小時，等到和貨車司機事情調解完後，師兄返回駕駛座準備發動引擎，發動了約十幾分鐘，始終沒有絲毫動靜。這時的師父悄悄地張開雙眼呼吸了一下，引擎才又再度可以發動。

師父說：「剛才在兩車碰撞的那一剎那，我很自然地進入胎息的狀態，同時用真炁調伏元神，唯恐出竅，所以可能這樣子的緣故，連同車子也被影響，後來看你發動不了引擎，我試著調整了呼吸。」這是在事件之後，師兄對同門私底下所講的某一段落，其他更細節的部份，師兄說師父有吩咐不要談論怪力亂神等事，以免影響視聽。由於當時師父年歲已屆古稀，受此重大撞擊，膀胱稍微受到創傷，日後經過了約一年的時間，師父靠自己煎煮湯藥和靜坐調息，漸漸恢復往昔神采。

某一星期假日我去看師父，師父示意我在他榻下的小茶几處坐下來問了我：「半年前，我對你所說的《悟真篇》裡面關於金丹修煉的一些內文，你有沒有什麼不了解的？」師父還特別怕我以文生義，做強解，特別跟我提醒關於採藥、大小周天，每一派都有不同的說法，也有分先後天的差別，所以師父再度提醒我：「你千萬要注意當你在做升降和運轉的觀想時，呼吸的強弱度必須配合勝於平日的專注力數倍，才會有明顯的功效……。」師父說這個時候最重要的是要靠有經驗的師父講解、提醒，否則十個人有九個人都會在這段期間蹉跎良久。事實上師父是過來人，他從我的身心狀態大概已經了解到我當時的情況，因為他看我整個冬天寒流來襲，還是穿著一件短襯衫而已，他就問我：「你這段時間是不是常常感覺耳鳴？而且腰部常常覺得好像很熱，伴隨著全身如同發燒的感覺……。」我回答師父：「的確是有這些現象，而且以前一入座大約要十五分鐘、半個小時，才會有從腹部兩腎處暖熱的感受，但最近這一兩個月似乎一入靜十分鐘不到，就如同身體被好幾件棉被包裹住一般的熱感……。」師父點點頭，表示能夠了解我目前的情形，接著師父就再跟我講了些如何多次進行小周天的方法，講完了這些，師父叫我自己練習看看。

境界勿執　魔來魔斬

事實上，我的情形已經有一段時間，走路的時候或者是躺下來睡覺的時候，有一股暖流就會自動從下腹部隨著一股氣流沿著腰腎燃燒起來。從前師父有説過，當脈要打通時，一定會有這些過程，這個時候如何用呼吸配合運轉，以及在通關的過程中身體、心理的配合是很重要的，有些地方常常會有好像蟲在身體上面爬行的感覺，經過何處會有什麼樣的感受……，一定要有有經驗的人一旁指導，這是我日後很深的感受，真的很感謝師父的恩德！

自從依照師父的吩咐日日靜坐，配合呼吸和運轉，這中間也曾經數度有呼吸靜止的狀態，師父說：「不理會它，繼續打坐下去，不要受到任何干擾。」又有幾次當在走小周天入靜的時候，有時從後腦往前沿著額頭通往印堂和兩眼之間的時候，只要時間稍微多停留一下，便會覺得有看到很大團的光圈和光影。曾經也以此問過師父，師父還是那句話：「**不要管它，繼續坐下去，任何境界都不理會**。佛來佛斬，魔來魔斬。」現在回想起來，我認為如果沒有明師指點，很多人自修盲練，有的喜歡看光，有的神經兮兮的，看到菩薩，看到影像，而且還沾沾自喜，執著於這般境界。當然在那一段期間中，大約有一年的時間，也曾經陸陸續續在色身上起了一些變化，也有很多境界，但是我也都不予理會。

站在醫學的觀點，也是有它的道理。因為大小周天所走的途徑，一路上都會經過許許多多的交感神經叢和腺體，以及腺體分泌所有的重要分布區，包括五臟、腸胃等等消化器官都會巡迴和刺激到。所以打坐的人為什麼大多極少生病，氣色永遠都是光華四射，是有它的道理。甚至於我也看過認識的一些老道長，是有回春的效果。師父也曾經講過：「修道人如果採得大藥，進一步他也會取得天地之間至純、至正的靈氣。由小周天要進入大周天，大多數的修士會感覺得到自己的性器官和睪丸有漸往體內回縮的狀態，漸漸地由肥壯漸趨如初生嬰兒般縮小，真息常常產生。要常常把意念存放在下丹田處，如此反覆修煉便會進入馬陰藏相境界之中。」

師父在這段時間，也陸陸續續隨著自己打坐所獲得的反應，一一給予說明，包括是否連帶地連陰蹻、陽蹻、陽維、陰維、帶、衝，這些其他的支脈是否也有打通。師父曾經提過，一般人只著重在任脈、督脈的打通，實質上其他諸脈也很重要。根據青城山一些老道長們說，如果大小周天全通，而且終生精修不輟，有的是可以壽至數百歲，但這個不是簡單的事情。師父曾經交代說，光是小周天修煉的這段期間，根器最高的也要經過連續一年日日靜坐，才會有所小成。

師父把他的經驗提出來提醒我：「我在山上跟著道長習靜沒有多日，一靜坐陽氣馬上產生，立即從肚臍周邊一路往上，曾經有多次都感受到許多如同朗星一般的光點。剛開始只有幾點，漸漸地愈來愈多，有時還全身如同霓虹一般。剛開始覺得頗新奇，後來被我的師父發現到，師父就喝斥我。在未採得小藥之前有光點或看到光影，或者是光線，其實都不是好現象。當自己進入到周天境界的時候，的確是會看到有光點，但這個時候也不能有任何的歡喜心或追逐心，只能任意自然，守護好它，要不然是有危險的！」

通常這個時候，很多人會自以為是地覺得通關是很容易的一件事，當氣真通的時候，那種感覺就如同喝了陳年老酒，微醺、酥麻而又暢快，心中許多的煩憂在當時都會覺得無需罣礙。有些人通關的時候氣流極強，口水頓時充滿，而且會如同嬰兒般地甘甜。最需要注意的是當氣要貫穿玉枕穴的時候，許多人會感覺耳鳴，常常看到乍隱乍現的光，當然還有其他伴隨著的各種現象。

八脈打通與大腦的連結

師父說到這裡的時候，突然間又回到前面跟我提示的「如何打通任督之外的六脈」。師父說：「要打通八脈，這中間還需得把腦、腹部跟腳底，這三個部位的三尸斬除，才有辦法打通諸脈。例如要打通任督二脈，就需斬大腦後面的尸神，這個在我們的門派中，還有配合奇經八脈功法的動功齊修，功效至偉。這個功法過去我已經傳授給你，你應該有空暇就多練練。八脈一旦打通，人在二六時中都會處於心曠神怡、無災無病的狀態。

以醫學的觀點，松果體其實是很神祕的一個小區域，許許多多的西方醫學家和哲學家花了大半生的時間研究這個腺體，他們相信松果體其中蘊藏著人類心靈最深層的秘密所在。松果體的退化與否，如果進一步研究就會發現它和道家修煉其實都有直接的關係。無論是從免疫系統、皮膚組織以及中樞神經，特別是褪黑激素的分泌會受到松果體的影響，對於人類的心理層面和精神、情緒都有關係。松果體和褪黑激素對於一個人的老化程度有直接影響的緣故，透過靜坐之所以會長生不老，和褪黑激素可以抗氧化、消除自由基，以及避免優良細胞受到自由基的傷害等等息息相關。

現在你這個年紀正值年少，未過二十，所以以道家的理論來說，這個時期的松果體並沒有完全地老化，再加上肉體沒有破漏，就不必做補助，直接就可以煉丹。如果到了二十歲，有些十七八歲比較早熟的，和性腺體已經產生作用的年輕修士而言，建議最好還是要按照傳統上所說的，修持直到馬陰藏相的境界，才進一步繼續煉丹。年紀再稍長的洩漏過度，就必須要先修到陽氣再生，此後才可以進一步修至馬陰藏相。如果是女性的修煉者，在第一次月事未來之前，也可以煉丹，四十九歲之前的女性，則必須修斬赤龍，先讓月經不來，才可以修持女丹，如果已經到了更年期月事停止的女修士，就必須先讓月經再來，然後再斬一次赤龍，讓她月事再度停止。所以靜坐裡有許許多多的關卡，並非那麼簡單。

在行運大小周天的時候，奇經八脈特別是督脈有三個關、三個竅必須經過。依照我的經驗，玉枕是最難衝破的，有經驗的人都知道，每當經過這個關口的時候，都會伴隨著聲響。一般來說，八脈裡比較簡單通關的是陰蹻，而帶脈是比較不好通過的。所以也有一派對於已結過婚中壯年之後的男性，指導他們先從通陰蹻開始，陰蹻通過之後，再回過頭修任督二脈，這也是曾經有聽聞不同派別的前輩提過的。

現在你的狀態無論是正統修法，或者直接用我曾經教過你的不運行、不調息、不守竅、不觀心的竅訣，也是可以直接進入到煉神還虛的階段。」這是師父特別對我交代過，我也按照師父所說的進行了修煉。經過兩個禮拜左右的時間，發覺體力、精神狀態比以前都好，食慾增加到一倍，腦筋極為清晰，胸中豁然無物。有時看書到了夜半超過子時，也不覺疲憊，眼睛也不會痠脹。最奇妙的是雖然食慾增加，但體重卻沒有任何的增胖，反而肌肉更加精實。總之，這段時間無論是體力上和精神上，都得到了莫大的成長。

和華山因緣深　聽陳摶老祖傳奇

有一日師父託管伙食的師姐，打電話請我假日去找師父，我便在那個周末去到師父的寓所。到了之後，師父正好在和幾位老鄉話家常，看到我去了，便示意我在廳堂處等候。約莫過了個把鐘頭，師父送完客人之後，返回他一貫常坐的位置上，招呼我前去他的榻前對著我說：「其實我年輕的時候便對《周易》極有興趣，在家鄉時也曾經和一位秀才老先生聽了好幾次的《易經》，從先生處聽聞到陳摶老祖陳希夷的尊號。說也奇怪，好像有宿昔的緣分，便起了慕道之心，後來到了青城山，因緣巧合，我師父的法派傳承中，陳希夷也是最重要的祖師。我的師父也曾派我去華山受過壇戒，那一趟去了華山便順道去參拜神慕已久的陳摶祖師當年臥睡的洞穴。那是在玉泉院附近有一個渾然天成的山洞，洞內並不大，裡邊很清楚地就看到他的臥像擺供在那裡。我也在他的睡洞前打坐，希望能夠有所感應。說也奇怪，我從中午一點多鐘，一坐竟然到了第二天的卯時，天才微亮，便被成群的山雀干擾，把正沉浸在禪悅境界中的我，從此境界中被喚醒了。當時的感覺似乎只有頃刻之間而已，沒想到已經過了一日夜，這更引起了我私淑之心。

此次在華山有緣結識了一位摯友——陽子道長，從他的介紹中，他的歷代傳承祖師都有修煉當年華山處士陳摶所傳承下來的蟄龍功，西元九四七年陳摶因為因緣的關係，來到了華山的雲台觀。在華山的期間他沒事就席臥修煉，有時一睡好幾個月不醒。曾經優遊於古樹參天的林間，一時興起便在林道中臥睡起來。經過不知多少時日……，一日馬車經過，馬蹄踢到臥睡於落葉完全覆蓋住身體的陳希夷，整個馬車因此而跌落，而陳摶卻還渾然未知。

陳摶由於自幼精於《周易》之學，而且生有異稟，能知先後。曾經有一位日後成為宋朝大將的曹姓將軍，陳摶看了他的相，對他說：『你的相雖有貴，但可惜壽元不長，希望你日後為官、為仕，能夠造福他人，或許可以彌補。』後來這位曹將軍果然位至極位，而且他很相信陳希夷當年對他所講的一番話，因此他到任何一個戰場，都會先告誡他的將士，不准任何姦淫擄掠、傷害無辜的事情發生。他也曾經為了避免殺生，即使有可以討伐升遷的戰役，他都想辦法避不就任。

曾經有一次為了稱病避職，就對來人說：『我的病不是吃藥可以好的。』由於這些子弟兵跟隨這位曹將軍出生入死已多年，大家都相互發誓攻克戰勝之日，絕不妄殺無辜。後來真的在江南打了勝仗，從進城那天開始，不但沒有妄殺無辜，而且還爭取到了當地的百姓民心，也保住了上萬條以上的人命。

這件事情之後，有一次陳摶又碰到了這一位曹將軍，陳摶很驚訝地告訴他說：『怪了！一段時間沒見，你的相貌竟然全變。』曹將軍問陳摶說：『敢問先生有何差異？』陳摶告訴他：『實不相瞞，我本以為你早已不在人世，沒想到你的陰騭紋長出多條，而且耳朵無故壽毫茂出，臉上霞光滿面，想必你在這段時日一定積了很大的陰德，現在你應該可以洪福齊天，而且延壽多年才對。』後來果然他的子嗣都是對國家極有貢獻的棟樑，而這位將軍也沒有早夭，可見相由心轉以及積善培福是有道理的。」

陳希夷和宋朝初祖趙匡胤也有奇緣。在唐朝末年不太平，民不聊生，宋太祖起兵，陳摶知道以後很高興地說：「從此天下局勢已定。」趙匡胤也曾多次要招陳摶入朝為官，但是陳摶總有理由推拒。宋太祖一直不死心，甚至還做了詩送給陳摶，「曾向前朝出白雲，後來消息杳無聞，如今若肯隨徵召，總把三峰乞與君」。從這個詩中便可以看出趙匡胤求賢若渴的心。陳摶禁不過宋太祖三番兩次派人來山中懇請，最後只能下山一趟。宋太祖雖然用盡一切方法款待、討好，但在陳摶心中很清楚趙匡胤的王位是如何奪得的，他也曉得伴君如伴虎的道理，他更清楚「飛鳥盡，良弓藏」的哲學。但在形勢比人強的狀態下，陳摶也只能勉強應和，以免惹來不測。最後在見面時，陳摶很誠懇地給了趙匡胤幾句贈言：「再遠的賢能之士都要招求，要去除身旁的諂佞之臣，對於人民要減輕稅收，對於有功的將士三軍，要用最重的獎勵犒賞。」趙匡胤知道挽留無效，仍然予崇敬之禮待之，還賜給他「希夷先生」的封號。

陳希夷對於後代研究《易經》的學者來講，有著最重要的地位，

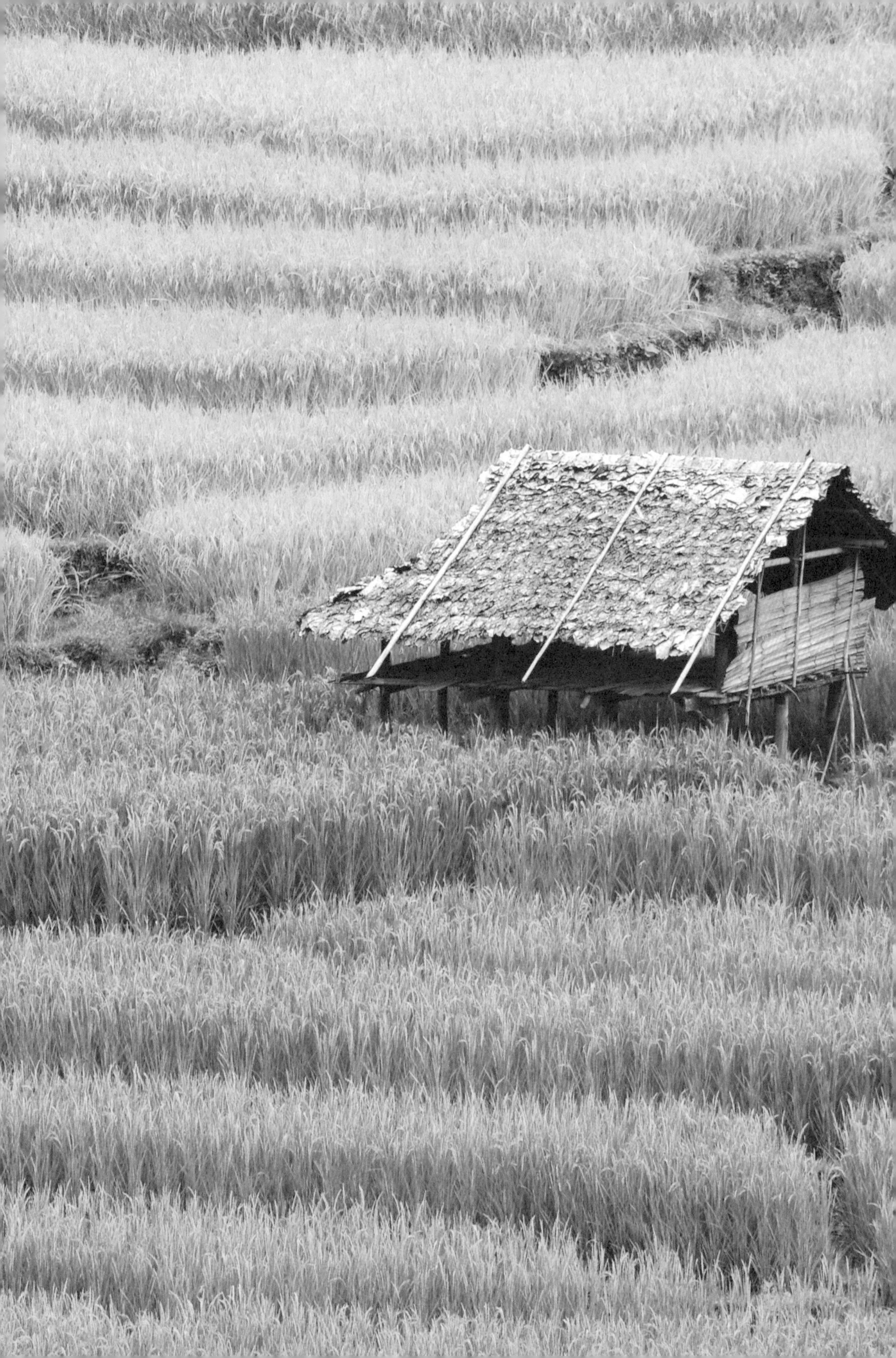

特別是他所編撰的《周易先天圖說》和《無極圖》，影響到宋、元、明的理學思想，他對於儒、仙、道有著極深入的研究，並且從中創造出前人所未發的思想，是一位不可多得的精神和學術領袖。

陳摶在華山的雲台觀前後居住了大約四十年的時間，這段時間絡繹不絕，各處求訪、尋道的弟子不斷，也因為這樣子的緣故，陳摶老祖在中國的仙道傳承中占有重要祖師的地位。

練習睡好覺的功夫

師父對我訴說了他當年去華山，以及他所認識的幾位道長和舊識的往事。最後他告訴我，他在華山有緣碰到了一位專修陳希夷功法的老道，給了他陳希夷的三十二字口訣。師父剛開始得到這口訣時，參詳了許久，始終不得其門而入，後來在華山又叩問了三位道長，詢問蟄龍功的竅訣，慢慢地才進入狀況。師父告訴我：「最重要的還是那一句，要把心神專注在丹田，心氣合一，心腎相交，心不往外跑，氣自然就可以安然而定。眼睛要閉之前，要先休心、去妄，如此一來氣自然歸本，呼吸的氣息來去自然，最後進入龜息的境界。」

師父也有說明當年幾位老道對他所講的睡覺姿勢，但是他說聽了以後覺得有兩三種不同的說法。大約講到的都是側臥，用一隻手當作枕頭彎曲，另外一隻手放置在肚臍下丹田處，一隻腳內縮，一隻腳外伸，就像一隻龍盤踞而臥的姿勢，所以又叫做「睡龍功」。師父說他雖然也用這個方法修煉了一段時間，最後體會到的，認為大道之法，同歸一轍，萬法歸一，萬流朝宗。

總而言之，就在一個心息相依，心氣合一，內心無喘。能夠在行、住、坐、臥中做到耳如聾、目如瞎、口似啞、心無痕、氣無息、行不動。於二六時中用這個方法練習，自然精神飽滿，卻又不會有昏寐的習性，久而久之，便可以進入道的精髓之中。

師父對於睡覺的功法也曾經教過，他說：「睡臥時側身，左手托住下巴，右手放置在腎臟的位置，左邊的腿往內彎曲，右邊的腿往外伸展。把注意力放置在丹田，心中配合著呼吸進出，從一數至十，漸漸增加到一百、兩百，直到三百六十。漸漸練習到像打坐一般有陽氣發生，再進入大小周天的方法行之。在練習的過程中會碰到很多境界，要找有經驗的修士請教。」

在這一次的傳授中，師父也有告訴我，他在全真派裡面學習到的和在華山裡所學到的異同之處。但是師父說因為他入道求丹的啟蒙是在青城山，所以他還是以龍門一脈為宗。師父順便念了丘長春真人龍門派的字派傳承給我，要我謹記在心，並且也傳予了我道號。

「『道德通玄靜。真常守太清。一陽來復本。合教永圓明。至理宗誠信。崇高嗣法興。世景榮惟懋。希微衍自寧。』這是前面的八句，總共有二十句，一百個字，但若不是自己本派的弟子，知道這些也沒有任何意義，告訴你只是要你明白，中國人的道統，絕對不能忘本。」

十二式樁法可救命

在這一次傳授的過程中，師父很慈悲地順便也教導了我混元樁、太極和形意八卦拳。師父當年因為常常往太清宮找一位周道長，這周道長是一位得道的高人，同時對於內丹和中醫草藥學都有很精湛的功力。師父只要一有閒暇，便會到後山找這一位道長，這位道長總共教了師父十二式樁法。師父也陸陸續續很無私地傳授給我，如今想起，不禁感恩荷德、涕零再三。我永遠無法忘懷師父當年教導我時那種清癯優雅、儀形磊落的那一股仙氣，以及他一襲長袍透發出來的戒香。至今在我靜坐行功時，都如同在旁警策著我。

師父曾經說過，全真的這一套樁法可救人性命，脫胎換骨。師父說在他過去教導的弟子中，有輕度中風或初感癌症的，免疫力有問題，或腸胃、血壓尋找醫師或服用藥物無效者，只要耐心地用此功法，每天半個小時，都有不錯的反應。師父邊說就自己邊示範給我看——

「首先全身必須放鬆，鬆到無法再放鬆的時候，感覺身體有一股鬆勁，讓自己的腿自然下蹲，蹲時膝蓋不要超過雙腳的大拇趾為範圍。接著想像承接大自然地氣，從湧泉穴自然竄起，直達下丹田處，此時腰骨再度鬆垮，隨著這股盪氣，直達脊椎。到達大椎時，兩手自然如同抱樹或抱球狀前趨。於胸前稍收下巴，兩眼半閉半張，盯住眼前約三尺處。呼吸時鼻吸鼻出，吸氣舌頭上捲，抵住上顎，出氣時舌頭下捲，抵住下齒顎。想像兩手臂彎環抱著一無形太極球……，這是起式，也是第一式。」

師父極有耐心地邊示範，邊講解，邊要我跟隨著練習同做。也許我年輕，只覺做時沒多久，便覺得有一股熱氣從湧泉處經由小腿、大腿內側迅速直達丹田，旋間一股暖流從腰際貫穿尾閭直衝玉枕穴。說也奇怪，兩隻手臂不由自主就會自動舉起。我驚訝之餘，當場請示師父，師父說不理會它，就按照這個方式站下去。

師父口傳與指導

師父教導我的方法雖然都是循序漸進，從最初開始研讀《道德經》、《黃庭經》、《清靜經》、《參同契》等經文，邊講解，邊說明，以及如何把它運用在靜坐修煉上。由於入道時已有古文基礎，所以閱讀起來也不覺艱難，只是初期對於道經上面所說的一些術語和用法，難免生澀而有銜接不上之感。

例如道家常喜歡用到鉛和汞，後來才知道原來是在講我們的精氣神中的神和氣，汞就是神，鉛就是氣。例如曾經看到一句「投汞於鉛窟」，如果你不明白它的意思是指神氣融合在一起，引神入氣，氣就不至於外漏，那你也不知如何繼續修下去。有些祖師和經文善用大自然比喻我們的色身，有些會用太陽比做神，也有用月隱喻為氣。有些祖師為了怕所傳非人，甚至於用詩句、偈頌作為傳達。有些書上面也慣用《易經》的卦象來比喻，例如巽風、坤火，如果沒有經由指點，你也不能了解一個指的是我們的呼吸，一個指的是我們的氣。

現在回想，如果像許多人買了本書盲練瞎修，其實是很危險的。例如每日靜坐六七個小時，一段時間以後突然之間覺得全身軟弱無骨，好像感冒嚴重時的狀況，而且有時又覺得心神不寧，無法集中意志。如果你沒有一位有經驗的師父可以詢問，你也不知道這個是你打坐過程當中，因為受到氣的衝動所產生出來的陽氣。許多人會以為是否自己已經生病了？或者走火入魔？那就是大冤枉。當陽氣透脫，自己的身心常常覺得非常欣喜愉悅，好像心中所有的鬱悶頓時間一掃而空，每天都如沐春風一般，物我皆忘，心神俱醉。

其實原來採小藥的先期，有些人是會有這種反應。如果沒有方法收攝自己的心念妄想，或者疑神疑鬼，擔心害怕，則就會錯過大好機會，採取真種的好時機，讓神氣無法結合。有些人雖然瞎貓碰到死老鼠，生機勃發，從丹田處爆發出陽氣，可是沒有明眼人識破，卻也蹉跎了，之後懊悔也來不及。這中間如何再進一步讓精氣相融，如何透過呼吸的方法增長火氣，不讓真氣外洩，這便是所說的「採藥歸爐」的過程。

在每一個過程中，因為有明師的帶引，才會知道什麼時候必須透過呼吸，融合真氣，配合任督二脈的升降。這大小周天光是配合一吸一吐，學問可是大的很，如果沒有人講透先真所說的，你也不會了解原來「乾」就是代表頭部，「坤」就是代表腹部，而且你也不知道如何透過呼吸，把裡面的氣遷移帶動。

再加上一大堆的名相，例如進陽火是什麼意思？退陰符又是什麼意思？如果有人三言兩語地告訴你如何呼吸，從哪一個部位提升到哪一個部位就是進，這中間的時機和火候的掌握，以及如何透過呼吸的升降，才能讓氣自然地流轉。而且各派的說法略有不同，當有人幫你解釋之後，你就知道：「喔！原來道經上所講的抽添和升降是同樣一個意思，原來升降也有它一定的時間和次數，不可以任意地吸吐升降。」

師父在這裡又清楚地講了一次，什麼時辰到什麼時辰叫做陽時，陽時所做的運行叫做進陽火。從中午十一點以後到晚間的十一點以前，所行的就叫做退陰符。這個時候再加上中間早晨的五點到七點，和下午的五點到七點，道家的說法就是四候。

然後如何回歸於丹田溫養？溫養就是沐浴。師父很清楚地說：「小周天運行剛剛開始，沒有經驗的人很容易會停止，這個地方要小心，如何運轉？要有師父口傳，在何時專注凝神，在何時要升火，引火化精，煉精再化氣。此時一片生氣盎然，利用此氣運行周天，久而久之，丹藥自成。」

靜坐避靜與配合斷食要訣

師父每一年夏季和冬季都會在花蓮的玉里某處山上有座古廟，會在這裡避靜四十九天至兩個月之久。這段時間師父同時修習辟穀，也就是在兩個月之中完全不進食，只喝流質食物。師父也趁幾次我服侍在側時，告訴我辟穀、服氣不是一件簡單的事，千萬不能任意行之。師父說斷食之前先必須將食量減少，漸漸地一天兩餐，縮減至一餐，讓自己的腸胃可以適應，才漸漸變成喝流質的物品，但也不能忽略了營養。師父常喝的流質物品中，最常食用的便是松子、花生和黑豆，和一些具有人體需要的礦物質和多種元素的堅果類，用藥缽敲打研磨成粉狀和水飲用。但也只是中午進食一次而已，接著他便都是喝山泉水煮熟的溫開水。

師父還交代，辟穀完成前的三天或一個禮拜，隨著你的斷食時間長短，復食也是要從流質慢慢進入輕食、軟食，一餐變成兩餐，恢復到原狀。否則容易產生腸胃方面的疾病，或者出血之風險。自己也曾經追隨嘗試過，從多次的經驗中，才了解到過去許多的先賢、真人為道輕身，以及斷除口腹之慾，並非只是為了修煉而已，這裡面包含了道教戒定慧的真理。同時斷食之後便可以感受到另外一層禪悅為食的經驗，靜坐的效果更顯著地提升。

在山中打坐時，經常可以感受到與天地萬物同根、天人合一的覺受，無怪乎中國名山到處充滿了洞天福地。花蓮玉里的這一處廟是在中央山脈的右下角，幅地頗大，寺院周圍種滿了墨竹和柏樹。早晨東方發白，陽光灑放在整座山的時候，有股濃郁的花香和豐富的芬多精沁入心肺，令人心神朗發，打坐時可以收到事半功倍之效。廟的後方有一條如羅帶般的溪河，如同彎弓似地環抱這座廟。每到夏末，寺廟旁邊有一條蜿蜒山道，到處充滿了如同被染紅的樹葉，像潑墨一般傾倒在這一片樹林中，煞是好看。站在山上往整座山俯瞰，櫛比鱗次的山丘和民舍，每到落日時刻，只見炊煙四起，伴隨著零零散散的燈火，有種與世隔離，又彷彿置身在世外桃源的一角。那種感覺如今想來極為溫馨，彷彿就在昨日一般。

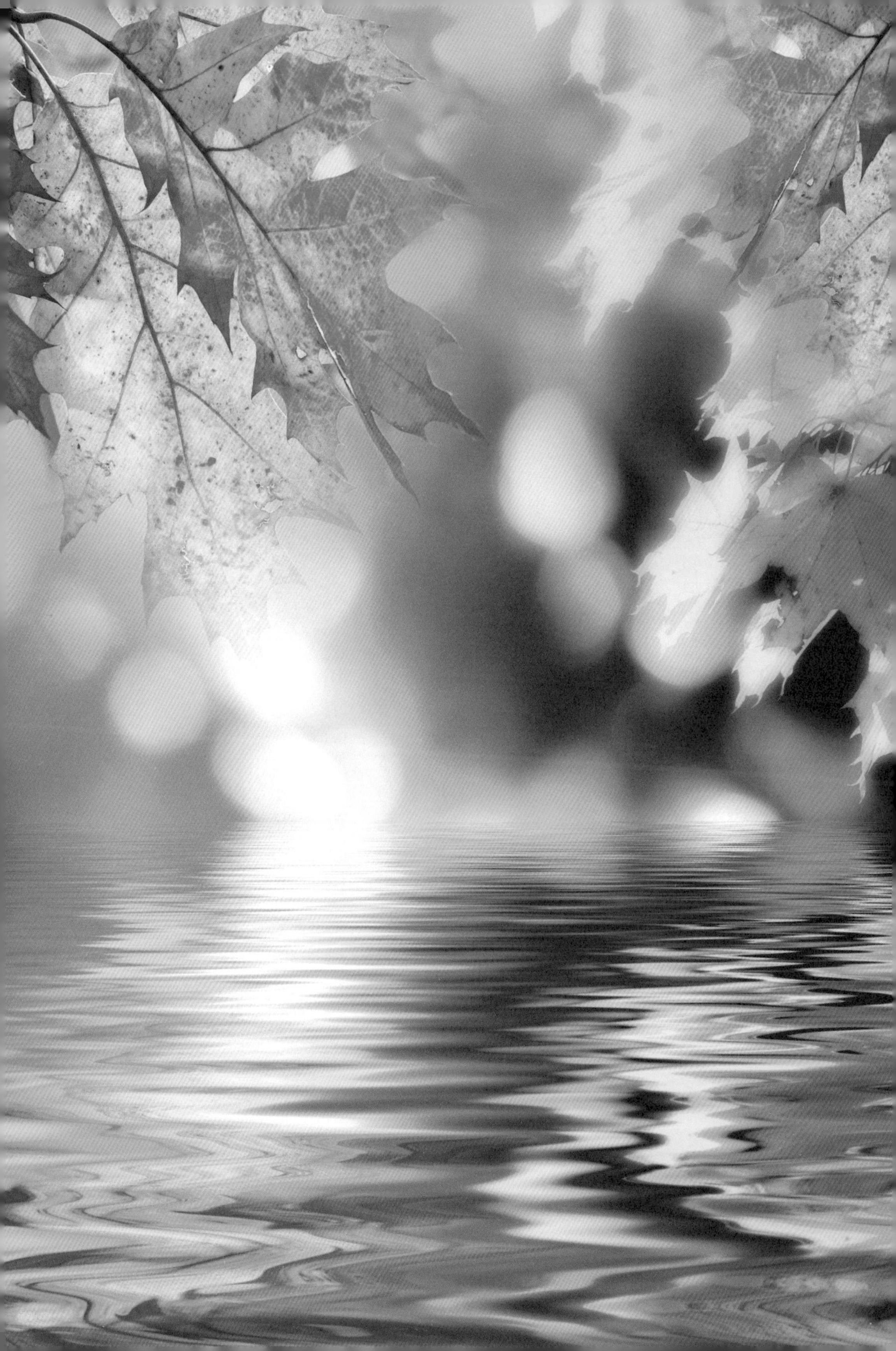

護生愛生　尊重生命

師父每日早晨早課前，都會先步行來回於廟周邊的古道小徑和原始叢林之間，帶著一個竹簍邊走邊看，覺得有合用的草藥，他也會撿回來使用。有時還意外地會發現仙草和山防風、金線蓮等草藥。師父也都會告訴我一些如何辨識，和如何把藥草本身毒性解除的方法。在花蓮山區，據說林林總總漫布著數百種以上的珍草藥材，由於師父精通岐黃和藥理，在跟隨的期間著實聽到了許許多多寶貴的經驗。

師父有次在林間散步時，看到了一對小鳥，那隻小鳥一看身上的毛都還沒長齊，是隻雛鳥，但那隻母鳥呵護著這隻雛鳥，原來牠們的巢穴不曉得何故被破壞了。師父趁機就告訴我：「你去把那個鳥巢給重新編整好，掛在樹上，讓牠們有個棲息之所。」師父並且舉了《太上感應篇》中的一些因果故事，他說：「小鳥的避難之所便是巢穴，如果我們任意把它毀壞，這個叫做天地不仁。」

師父很詳細地告訴我：「我們修道人是天下人的父母，對於一切含靈和眾生，都要儘可能地保護他們。這鳥巢是鳥唯一可以遮風擋雨的安全處所，任意把它破壞，這和盜匪焚燒民舍有何兩樣？這一世如果破壞鳥巢、毀壞胎卵，或者燒山斷水，來生定然無子、無孫、無後代，特別是如果靠捕捉鳥禽維生的人，定會遭受惡報。我在四川時曾經看到有姓陳的某家，他便是靠在山區掠捕鳥類，在市集裡兜售為業的。過沒幾年便聽說他為了要捕捉一巢鳥中的母鳥和小鳥，爬到極高的樹上，沒想到跌落下來，頭部撞跌到一塊大石頭，連整個腦漿都爆爛，五官全部不全，這便是一種現世報。上天有好生之德，你一定要牢牢記住，不能任意地傷害生命，哪怕是蚊蠅、蟲獸，都應該盡其所能保護之。

你看麒麟為什麼是所有萬獸之中的祥瑞之兆？因為麒麟連草都不踐踏，而且牠也絕對不吃任何的蟲類。因此我們從歷史上看，只要是賢德的帝王，愛民如子的帝王，不任意殺生的帝王，國家一定會有麒麟產生。如果有殺生、戰亂或生靈塗炭之所，麒麟絕不駕臨。意思也是一樣，如果靠捕獲魚族，剝胸破腦，殺害水族眾生之所，那個地方絕對看不到蛟龍。一個山林裡如果到處都有獵人在破巢傷卵，那個地方的鳳凰絕對不會棲息。這表示什麼？連禽獸都懂得避凶躲禍，何況是人為萬物之首。

修行並非只是獨善其身，不管身邊人事物。我們全真派向來認為能否求真正果，端賴所累積的陰功善德多少，以此做為根基。即便你能夠一坐萬年，但不積德求善，也終不能得道；即便歸天之日，也會被打下來。所以除了打坐、煉丹之外，更應該多讀聖賢積善之書，廣交有德之士，薰陶自身的氣質，這才是內外具格的修士。」

靜坐搭配飲食的要點

我和師父在一起的期間，因為師父都以茹素為主，耳濡目染之下，我也曾經有數年時間，一聞到腥羶便會作嘔。師父曾經垂示：「打坐如果要境界高超，一定要避免吃到肉食、葷腥和刺激性的食物。」師父的意思是說所有葷食中，大部分味道都比較混濁，混濁之物食之，便會影響到後天的氣息變得比較粗。尤其是肉食者打坐，往往不容易迅速地讓氣機快速運轉，而且出入息、氣都較短。

師父也講到儘量避免吃一些味道比較刺激的食物，例如辣椒、大蒜、洋蔥、韭黃、韭菜花等等，這些食物吃了以後會讓原本凝聚的氣破散，尤其正在採藥前的煉氣士如果吃到這些食物，也會導致功虧一簣，所以師父對於日常的飲食禁忌極為注重，通常主張蔬菜、輕食、淡飯，不輔佐醬料和油漬，再造過的食物絕不食用，罐頭、澱粉類也都極少食用，師父多半都會吩咐伙房的師姐都要以粗食、手工的食物為主。

師父講：「食不過飽，入喉三分即可，不可多食，過食則昏，對於煉氣士而言這些都是耗神的主因，打坐時間便會變短，氣容易堵塞，關竅不通，但是若正在通關的人，則不能處於飢餓的狀態，否則火氣不夠，便生不起陽氣……。」總之，我極喜歡能有機會常伴隨師父避靜專修，常常在這段時間都意外可以獲得修煉上許許多多難得的經驗。

師父在一次的避靜專修中曾經告訴過我：「古往今來任何的求真之士，在未獲得金丹之前，飲食和藥餌是很重要的一環。中國本來就是以道教立國，自從魏晉南北朝以後，許多的王宮貴族以及風雅之士，莫不是求仙訪賢，希望從其處獲得長生不老。全真派從昔至今由於真人輩出，歷代中都傳誦有許多從草木、礦物之中，千年之累所獲得的養生經驗。例如：如何製造九蒸九曬的黃精，從《本草》上面早有記載，多服用黃精可以令人無皺紋、養顏、不會飢餓，服用黃精對於身體的各種虛勞也有療效，補腎氣。靜坐的修士如果服用得當，在融精化氣階段時，會有極大功效。這味藥單服也可以，不需要任何的藥引，對於脾臟、肺部以及腰骨和腿部久坐有不適應的人，助益不少。其實一般人服用也非常好，對於血液比較濃稠的人，也有清血的作用。另外，對營養過剩、脂肪肝、肺結核等病症的人也都有幫助。我每次斷食一定都佐以黃精，的確是有防止飢餓感的作用。

另外，松子和柏實也是辟穀、斷食者不可缺乏的物品。柏實對於靜坐、調丹有其好處，它可以滋潤五臟六腑。在山區濕氣皆重，多服用柏實是可以除濕氣、去風寒，對於通關竅時也有其益處；經常服用的人不會有飢餓感，身體不會覺得鈍重，而會覺得身心輕鬆。還有天門冬對於容易虛弱的人，或腎氣不足無法久坐，也都有它的效果。」總之，這段時間和師父學習到了許許多多辟穀、斷食的一些方法，光是了解、認識草藥，就有上百種之多。不過師父有講，其中關於製作成膏脂，或研磨成粉狀及如梧桐子大小的丸類的方式，必須要跟隨一位師父，了解整個過程才有用處，其中若有一道程序不符，也會帶來不適和危險。

飲水對養身的重要

師父由於過去在許多山區居住、閉關過，從年輕十幾歲開始，就跟隨過無數道真高人，教予如何善養色身的方法。

師父說：「**水是修道人無形的良方，水便是大地的血，一入咽喉便成潤澤升降之靈藥。**它除了可以清除臭皮囊裡所有的一切雜穢，同時也可以滋養全身上下所需要的多重元素。」所以師父說他過去在青城山和華山都曾經碰過有經驗的道長，告訴他如何飲水養身，以及如何知道何處的山泉和水源，飲用之後不會在身體裡面滋長結石。因為有些山泉經由礦石的沖洗，裡面還有高度的礦物質，服用過久即容易有結石的機會。以及包括如何喝水，裝水的器皿也有講究，喝水以後應該要避免和哪些食物混食。特別在一天中太陽還未升起時，面向東方取水，有些還會配合《通書》，尋找吉祥日子開始飲用。

師父還教了我一個飲水咒，還說明如何配合養氣調身。這些方法其實都是從古代延傳下來，到了唐宋之後，許多修道人受到魏伯陽《丹經》的影響，多紛紛轉而尋求內丹修煉方法，因此符水之術漸漸式微，僅依祖師單傳口授。

師父回憶起過去他在青城山的一處宮廟，曾經碰到一位方士，他是一位半出家、半在俗的道長。他曾經指導師父用飲水服氣，配合閉氣的修煉，其實也是龜息的一種。它的方法主要是把氣專注於丹田處，然後進出氣全部都由兩個鼻孔，漸漸地出的氣愈來愈少，吸的氣愈來愈多，把引進來的氣存放於丹田處。緩緩地會感覺到兩個鼻孔後來愈來愈少有氣息出入，漸漸地會感覺自己的下腹部開始有股氣慢慢在顫動，這個便是已經快要體悟到胎息的方法。

師父說這一位姓趙的方士，從年輕時一年兩次，春夏都會於山中結茅而修。師父說：「此人在冰天雪地之中，也都是穿著一襲短褂薄衫，近身時卻反而覺得其身有股熱氣。平常去他的茅棚，只見裡面空蕩蕩，除了一些道教典籍外，就是一個坐榻。」師父說他曾詢問他如何睡覺？此道士回答說他不倒單已遵循三十年有餘，而且師父曾經戲謔似地考他，沒想到他竟可以一日夜中呼吸進出全部未經過口鼻，只見到其腹部輕微抖動，可見中國傳統龜息的方法仍然久傳於世。

臨睡前的養身功法

師父說有數年的時間，對這一位趙道長所行的功法頗有好奇，由於當時師父也還年輕，而且待人都極有敬心和誠意，也因為如此，頗受山中長老的喜愛。這位趙道長曾經告訴師父說：「你現在年輕氣盛，不宜馬上夜不臥席。我告訴你一個方法，你每晚臨睡時身體呈大字型，身心、四肢放鬆。雙手握住大拇指，呈現握拳狀，放置在大腿兩側。然後輕鬆地吐氣、吸氣，吸氣的時候舌頭抵住上牙齦，吐氣時舌頭往下曲捲至下牙齦，慢慢地速度稍快攪動舌尖，此時不用再管呼吸進出，但等待口中口水充滿時，上下排牙齒相叩，漸漸地把口水送入丹田處。送時需要以意和氣從鼻導引至丹田處，稍閉氣，等待不能忍時，氣再從口中慢慢徐徐而出，速度不能快，要緩緩而出。然後再用鼻子徐徐引入氣息，如此輕鬆地做個幾次。」師父說，漸漸地時間如果可以延至愈來愈長，則百病皆除，延年益壽。不過日後若有緣人願學其法，皆要面授口傳為要，以免以訛傳訛，以失其真。

在追隨師父的期間，曾有多次長時間師父對我講授《黃庭內景經》、《黃庭外景經》、《玉軸真經》和《參同契》，以及《參同契》的入道口訣。有閒暇時師父也會對我講解呂純陽祖師的《百字銘》，以及鍾離權祖師的《心印經》口訣，總之獲益匪淺。

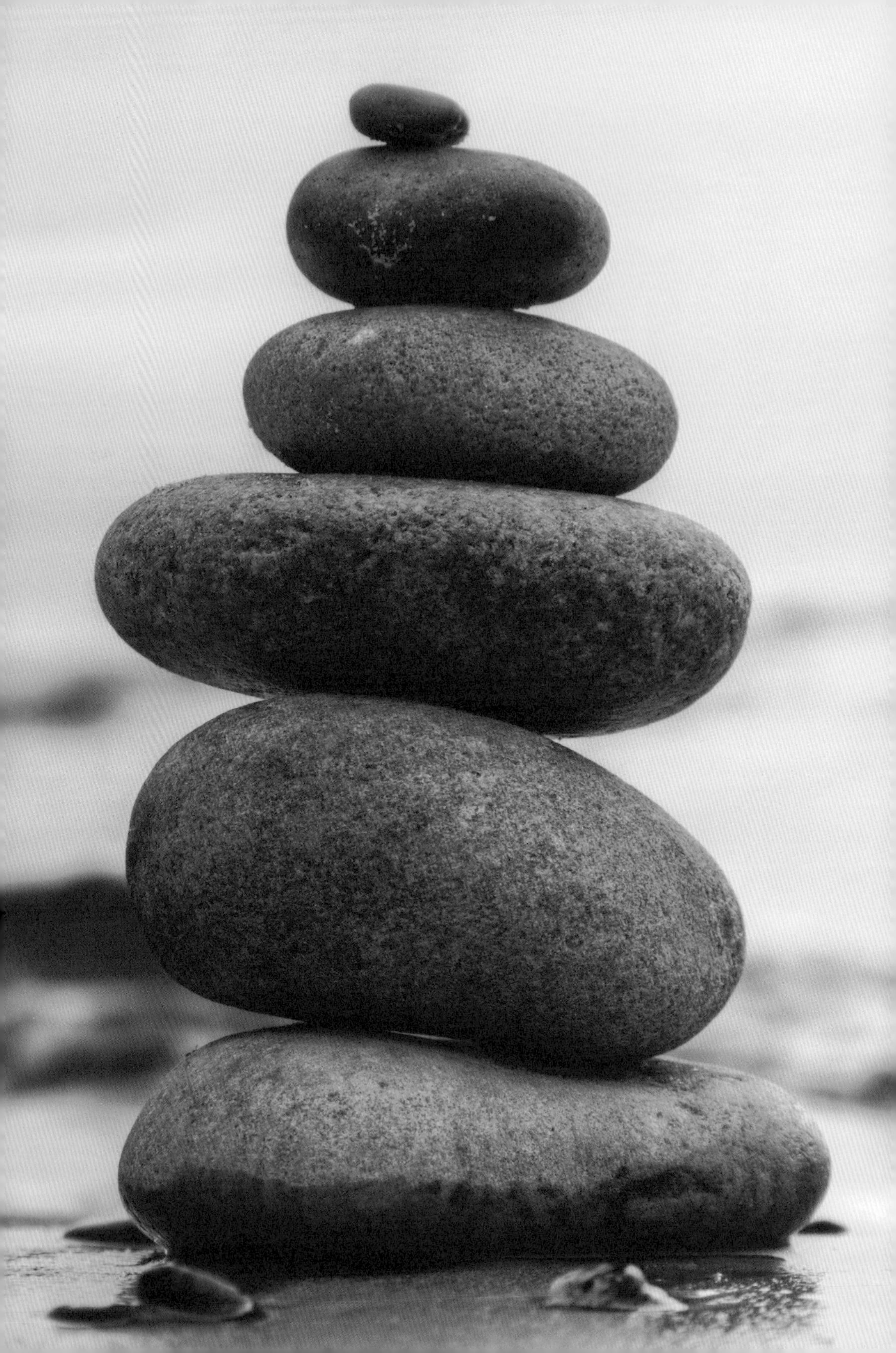

收心是居紅塵而不染塵

師父曾經對我交代：「未來的人，由於工商科技時代的來臨，久坐、久臥的人居多，因此許多毛病都會從交際應酬、飲酒、吸菸、壓力過大，導致吃、睡障礙，引發的病灶極多。年輕人像爾等人有緣入道，將極難逢遇，你應日後有緣傳授，勿令斷絕。」師父曾經告訴過我：「金丹之途簡單地說有速成和漸成兩種方法，一般現代人都較繁忙，打坐每天能夠抽出半個鐘頭已經不容易了，依照這樣子的方式，速成是絕難可能。我數十年來所教的人極多，但至今尚未看到有一人可以如我所求、所教。」

師父說：「過去我們在山上追隨師尊潛修時，只要授予一法，幾乎都會先閉關一週，試修師父所授的功法自己是否能夠領略。師尊也會於每日午後垂詢有無障礙，之後便按法修煉，每日幾乎都在靜坐境界中，不喜俗事牽絆與干擾。現代人哪有這等空閒？因此日後我幾乎都講究心法較多。無論你修煉任何法門，都應該要以調心為主，心性主三寶中之神，心忙身亂，煩惱事多，怎可攝神？唯獨只有心性安寧，神才會凝結。」

現代人所說道法頗多，多不足採信，前些時日有一修道有年之年長者來訪，問及「敲竹喚龜」的方法。他講了很多他的修煉過程，我聽了之後問他，是哪位師父所傳？他說他花了多少錢，拜了幾位師父，只為了要藉由「敲竹喚龜」的方式重返青春之源。所謂「敲竹」就是喚醒老化的精氣，這裡的「竹」指的就是通過會陰、攝護腺的區塊，使得老化的脊椎上面所有神經叢，把它們從萎縮、老化中再生。許多老道入道修煉時都已過七十，大部分都採用此方法先提升、喚回元精和元氣，彌補過度漏丹之後的虧損。至於「喚龜」，就是讓陽氣再度抬頭的意思，這個「龜」所暗喻的是指男性的性器官。過去南宗有多位真人對於敲竹喚龜都有頗深入的介紹，從前張真人也是到老邁之年才開始修道，所用也是此法。但絕對不是此人所說的用手亂按摩，每次多少下，又是順時鐘，又是逆時鐘……，這種方法我過去未曾聽聞過。

過去師尊曾多次從張三丰祖師《無根樹》的內容對我做了詳盡的解釋，《中和集》書中也有清楚的介紹。目前還是有少數人了解這句話的真正意思，應該要多請問有識之士，不能按圖索驥，因為這是滿危險的。

至於栽接之術理解即可，無須修煉。修煉如無堅定之意志，很容易走入歧途，不得不慎。調心、守心是讓神氣內收，同時可以調養、滋潤五臟六腑，久而久之，神氣自足，關節通透，精滿神足。學道之人先需學習如何攝心，總之要以寡欲為主。所謂心安屋穩，專注竹窗，至最後靈光出透，便是成道之時。**真正上品的收心是居紅塵而不染塵，空和虛便是修道的過程；真正的靜坐不在坐時坐，而是在一切時中坐，坐到靈台如鏡，便是大道成就之時。**」

靜坐與站樁相輔相成

由於這段時間師父多次教導站樁竅訣，引起諸多同好的興致。師父曾說過去在內地碰過一位意拳高手，他便是從站樁獲得功夫的，他曾經站樁發功，三尺內如同有一股氣流迴盪，外邊的人無法觸碰到他的肉體，而且自動會被此股氣流逼退。曾經有形意八卦掌門人向其挑戰，誰知他每一出拳都無法近身，同時還被其真氣產生的凌空勁彈出數尺之外，跌落在地。師父說和他時有往來，交換心得之後也滿讚嘆這一位前輩。其實站樁心法本是同源，師父幾乎數十年每日堅持站樁，未曾停輟過。

在我跟隨師父的十數年當中，所領略到的不外乎以心為主，心是一切精氣神總攝之寶，心若經由清虛空透，則一切功法自然圓成。道教從坐臥之中，前人引發了諸多功法導引之術，莫非在行經通竅之時，也能夠體會到大道的真諦。所以無論是八段錦、十二段錦、五禽戲、

《易筋經》和一切的導引動作，也都是禪定、靜坐的延伸。透過不同的動作和技巧，以及專注和調息，其實也是可以得到和靜坐一般的效果。師父曾經多次提及，**光是靜坐，不懂得用其他的善巧輔助筋絡、氣血，像一灘死水一般地枯坐，久了以後，其實反而會對色身帶來意想不到的禍害。**初學靜坐的人，長期拗膝久坐，會使下盤氣血停滯不前，也會帶來不需要的困擾。因此如果可以利用站樁來輔佐氣脈和精氣神，一定會得到相輔相成之功效，這也是古人利用動靜、陰陽的原理所發明出來的一套極有益於修煉的功法。師父似乎是不厭其煩地再幫我重新做一個大綱扼要地整理，重新再說明以及示範了一次正確的站樁方法——

「首先原地踏步，如同散步一般地輕緩，目的是為了先調整心息，直到呼吸由粗轉細。自己可以掌握的狀態以後，身心放鬆，感覺天地中有一股溫煦的氣息，如同虛空中下了一陣若有似無的細雨，這細雨飄灑在自己頭頂上的毛髮，開始後，如同獲得了天地間五種重大元素

（地、水、火、風、空）的淨化和洗滌。從此由外表的第一層表皮進入真皮層和皮下組織，漸漸地進入了肌膜和各大肌群。也淨化了所有的神經細胞，使得原本萎縮、老死和被分化損壞的細胞獲得修復，再進一步更淨化了心、腦、脾、腎、肺、胃和脊椎……，以及大小重要器官，之後感覺自己的元神如同脱胎換骨一般煥然一新。

接著兩腳與肩同寬的姿勢微站著，膝蓋感覺有股地心引力自然曲蹲，但兩膝不要超過腳趾頭的範圍。此時把注意力稍微用意念注意一下湧泉穴，同時再度放鬆一次，此時真正鬆至極處時，會有一股暖流從湧泉穴往上竄升至腰際兩腎之處。隨著這一股熱流，雙臂會自然往外，如同抱住樹幹一般自然前趨。此時再度放鬆一次，加上調息十次，從一至十，再從十返數到一。

此式需把注意力放在下丹田處，配合返聞視聽，專注於丹田。耳朵聽到的一切音聲，全部隨著音聲融入於丹田處，最後隨著鼻子的出入息，把一切身體的病氣和煩憂，全部伴隨著出息出走於虛空外境之中。接著再度靜想身體由內而外，由外而內，一層一層地空掉。如果沒有辦法想像空是何物，也可以用意念帶動，假想成從外表的表皮一路放鬆到只剩下一個心。」

根據過去的經驗，有些身體先天條件好的人，有時會覺得丹田暖熱之氣經常都是保持住的。但師父說一切不管，任其自然，但是需注意有任何身體的反應和變化。唯一不同的就是不能如靜坐一般以意導氣，當覺得氣竄動得很厲害的時候，要把眼睛仰看虛空，眼睛瞪大。師父講過自己的經驗，他說在做站樁功法初期，常被身體的一些反應和氣動干擾，有時也不知如何是好，但後來經由太師尊修正之後，這些現象也就消失了。

呼吸配合持咒的妙法

師父講靜坐或配合站樁的時間最好在陽時，這個時間幾乎沒有淫慾之想，對於陽氣的提升是最好的。同時太師尊也教了師父一個咒語，這個咒語師父也大約有跟我講到，不外乎念誦此咒的時候要先叩齒三次，之後念誦三次。師父說：「事後覺得這些咒語有它的道理，主要是用於安魂定魄。」

許多修道者只知道煉精化氣，積氣為神，但對於身上自小跟隨的三魂七魄如何守護，一般很少去注意到。一個人如果懂得掌握魂魄最強盛的時機，而靜坐、行功必然可以達到事半功倍的效果。所以師父覺得配合呼吸持誦咒語，竟然可以控制神與氣在色身上面運走和停留，真覺得不可思議。

師父把他所學的經驗簡單地對我說明：站樁時如何以神馭氣，同時配合印訣，在身上一些關竅上用指尖敲打，按、點、抓、拿、摩，再配合鼻吸鼻吐；在何時微微吸氣經過穴位，把氣散布在不同的關竅，把元陽真精化成真氣，導引大小周天，運行三關諸竅。再如何把口水引入下丹田處，經任脈而走，陰陽調和，任督交會，上升與下降間無有悖離。這便是全真特殊的「洗髓導引」之術，可惜此法已漸失傳。多年前，筆者曾在台灣某一宮廟，值遇五六位從四川青城山來台灣參加道教國際會議的幾位道長，閒聊間我也曾問及此法，這幾位道長竟然面面相覷，搖頭說未曾聽聞。

師父曾從太師尊處學習多種站樁與吐納法，這裡面所謂的呼吸吐納還有分內與外之別，以及如何用真意導氣、聚氣和馭氣，藉由氣鼓動陽氣，以及氣息的長短變化、呼吸的次數。這其實都是要口傳心授，才會有所助益。如若可以有明師指點，漸漸就會進入到虛極靜篤之境。一般人並不了解我們身體上面，心臟、肺部跟肝臟最忌諱上火，也不理解脾臟、腸胃和腎臟是最需要保暖，不能過寒與過燥。如果可以從靜坐和樁法之中，先天和後天齊修，性與命同輔，自然就會懂得見機而作、無機不修的道理。久久站之，必可獲得三花聚頂、五氣朝元之效果。惟此些道功幾乎被藏諸名山，或隨著私珍者狹隘之心，漸行式微而消失於傳承之中。

師父有一個枕頭，裡面是用一層通風、咖啡色的布包纏著，外面是請人用細竹籐編織而成略帶長形的外殼。我曾好奇地問：「師父，為什麼每年都會把裡面的物品換新？」師父笑笑地回答說：「這個方法是我在山上從我師尊處習得，為什麼要用這個藥枕，當時我師尊說靜坐如果可以配合後天相輔，調和陰陽二氣，則有助於修道。**人的魂魄最重要都集中在我們的頂輪處，而整個首部都是精血所藏最重要的處所**，配合藥餌，對色身絕對有無窮的妙處。青城山後山有些老道活過百歲，華髮轉黑，齒落重生，莫不和靜坐、椿功和配合此睡枕有關係。當年我隨身都會帶著此枕和藥方，這製作的方法也都是口傳心授得來，例如裡面有多少味藥？之後如何封枕？多久要換一次？在什麼節氣的時候換？我不知是否有幫助，但是很明顯地我睡上此枕至今從未有夢，而且對於氣血關竅的運行，的確有明顯的感覺。」

站樁必須注意的事項

師父最後用現代人比較可以理解的方式對我說明。站樁的時候要使心不外散，心不外放時，才可以氣入丹田；心若煩雜，氣絕不清純。此時呼吸不能亂調，先要調整到綿密細緻，心氣合一，然後才可以引氣入臍下，最後把注意力全部集中在下丹田。當心可以專注在臍下的時候，也就是到了可以層層放空的時機。最後呼吸和氣便順其自然，該動則動，該止便止，不予理會。這是不論他是否行道有年或者是新手來說，最安全的一種樁法。

師父又把初期學習樁法要注意的一些重點也告訴了我們。他說：「剛開始學習站樁儘量以多站少時為主，至少一天分三次，每一次以十分鐘為限，漸漸增加至一站半小時，低於十分鐘等於不會有任何顯著的效果。站樁的時間，儘量選在飯後半個鐘頭至一個小時為宜，不要在空腹時站樁。若是夏天，最好是在草坪上吸取地上的土氣，配合行功，從腳底的湧泉穴一路經由下腹、後腎，從脊椎抵達玉枕，經過百會，下達人中……，如此專注地把注意力集中在大小周天運行上。但如若秋天之後到冬天，則適合在屋內站樁，同時腳掌和地面不宜緊貼，避免吸收到寒氣。

站樁時衣物儘量以寬鬆、零負擔為主。行功根據每人體質不同，可能會有氣動現象，但是要注意的是心念要很清楚地看住身體的變化，不要任其衝動。遇到有氣動的時候，要回神把注意力放在膻中穴和下丹田處，當氣動時注意力就放在這兩個穴位輪流調息，並且轉移氣動。如果碰到心思比較渙散或粗濁，可以調整兩個腳掌，呈現八字形，兩腳尖往內收攏，心思則會變得比較專注。如果覺得心浮氣躁，做紮馬步，膝蓋可以往下加蹲超過兩腳腳趾，直到呼吸自己可以清楚地聽聞，再度還原。

如果覺得兩手和手臂痠、麻、癢、痛、脹，此時要把注意力關注在兩手臂環抱處的那一顆無形的太極球，紅白雙魚生氣盎然地躍動起來。先是緩緩地順時鐘轉動此球一至十圈，再反時鐘方向依此類推地轉圈。轉動時配合全身筋骨、肌肉、骨骸都宜放鬆，脊椎如同豎立的銅板，在脊椎與脊椎的中間，從尾椎、骶椎、腰椎一路到頸椎的三十三節，中間的椎間盤都各自有一顆無形、無相、無質量的水晶球支撐住，當功法行至極深處時，便會感覺到水晶球的鼓動，對於有骨刺或疏鬆、側彎……狀況的人都會有所助益。有許多人因為脊椎附近的病變引起的手、腳和一切反射病源，透過站樁，也都得到了幫助。」

人體的脊椎無論是從頭部下方開始的頸椎，或者是胸椎，從胸部通往肋骨及腰腹的神經，以及提供腿的腰椎神經，和支撐腳底和大小腿後部的骶椎神經，一般人都忽略了人體脊椎其實是貫穿腦部和中樞神經很重要的區塊，它也是一切五臟六腑的反射區。在這條長約近五十公分的範圍，它所涵蓋的是一切的感覺和運動神經，人類身體本能上一切的覺受，無論是從外而內，或本能自發，對於溫度、疼痛或一切震盪產生的反射，都會隨著程度上面的不同，直接進入到甚深的元素之間，連細胞也會波及到。總之，在站樁所影響波及的區域，其實對人體都有直接的影響，當然如果站得其所，所獲得的效益將是超越一切的藥物。

授業解惑絕不藏私

師父同時也額外地告訴我們，當你在站樁到了比較高深的境界時，可以在站樁的姿勢中加入「龍馬負圖形意功」——「吸氣的時候身體往下蹲，吐氣的時候兩個手臂連同雙掌翻掌之後，掌心朝下，往身體的前方推展出去，身體緩緩伸直；再度吸氣的時候，兩手臂連同掌心朝上，吸氣同時身體下蹲，如此反覆做六十四次，配合吸氣和吐氣。」

師父說這個動作除了可以幫助氣血的循環之外，也可以輔佐大小周天行功時的速度，同時不會讓氣滯留在體內。如此配合靜坐，動與靜之間將有莫大的功能會產生。師父說他只要身體稍覺疲倦，或某個部位不太舒適的時候，或氣盤旋於某穴點上不去，只要用這個功法，配合呼吸運行多次之後，馬上就會得到效益，所以數十年來師父對此功法始終行之如儀。

沒想到，這一次師父在無意間，會把他多年來站樁功法的心得提出來和我們分享，這真是莫大的禮物。師兄弟同門之間有的做了兩三年之後，許多宿疾竟然漸漸地改善。在運轉大小周天時，以意導氣，氣血自通。有的師兄向師父報告腎臟處經常感覺酥麻溫熱，甚至於內氣的轉動影響到生殖器官，師父說這些都只是色身初期的變化，不用理會，只需自然放任。真陽未發動之前，都只是身心自然的反應，等待神引氣入，陰陽合一，引發真氣，神與氣合，也不過登堂之時。至於如何進一步到達空明虛靈之境，除了明師的引導，自己的勤修，至為重要。

在十數年跟隨的歲月之中，從懵懂未開的啟蒙期，一路經由運轉大小周天，直至三花聚頂、五氣朝元……種種修煉方法，乃至於各宗各派的竅訣，師父皆一一周詳而又老婆心切地不藏私，傾盤而出，這是現代人之中難以到達的一種胸懷和氣度。個人我也從追隨先師的行誼之中，叨銜拾獲如和璧玉珠一般，又如同從寶山之中掘獲狐腋驪珠之稀有，這是暇滿人身之中至上的福報。

由於師尊十多年來傳授法寶至多，絕非短短扉冊所能盡述，只能隨緣說項，靜待有緣。

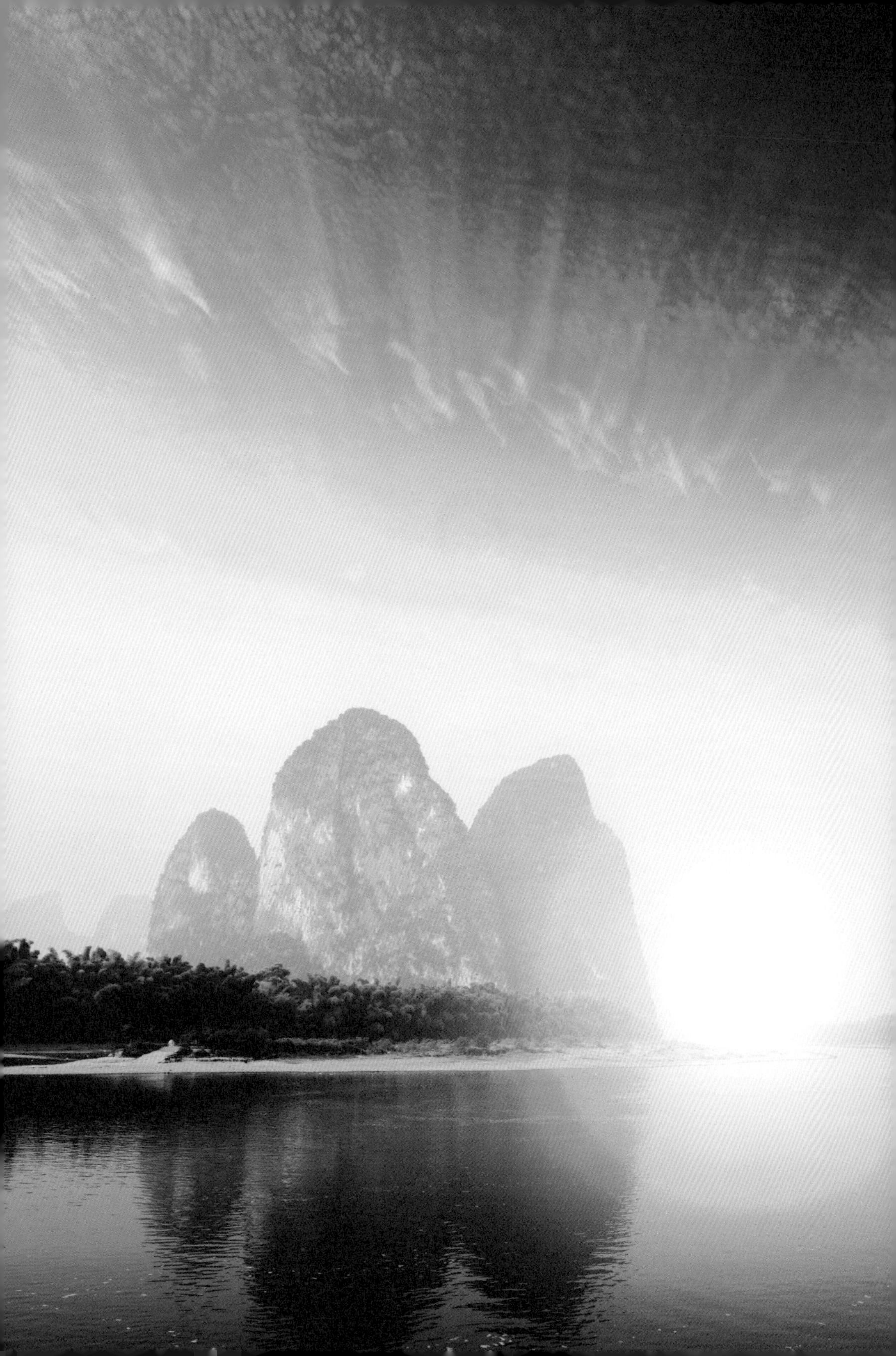

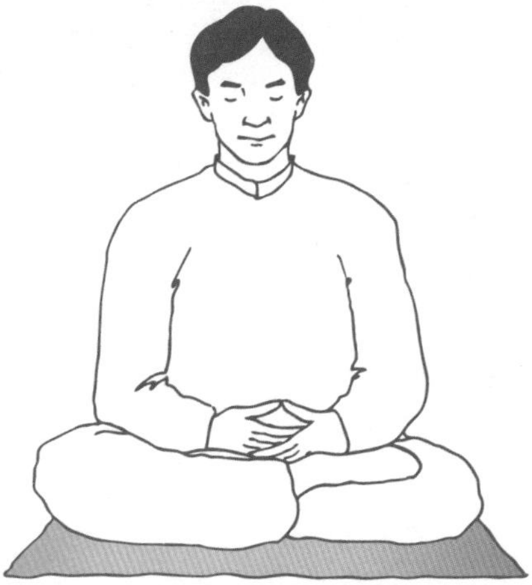

靜坐

練 習

要讓自己的心清淨，唯一的方法就是倒空杯中之水；

如同你打坐要入靜，便要先虛其心。

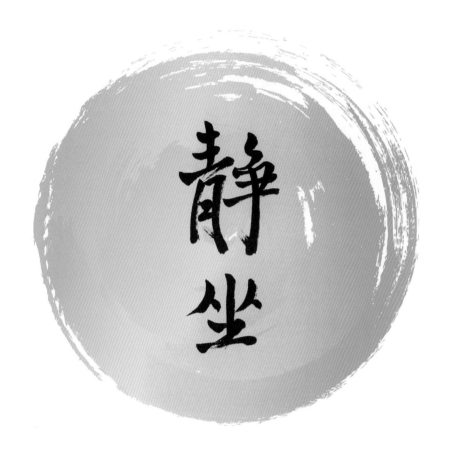

基礎靜坐法

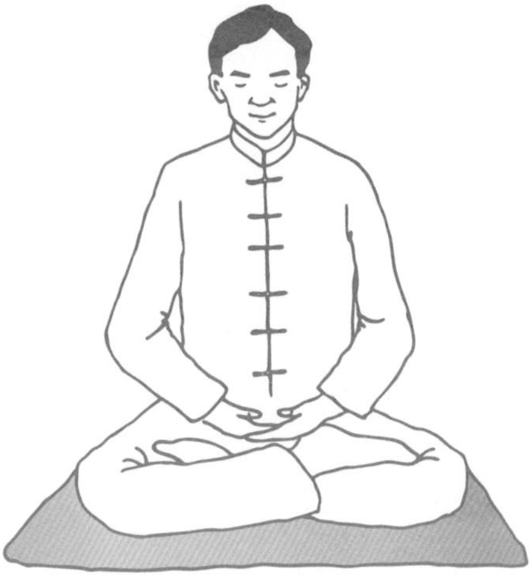

雙盤

01

無論是雙盤、單盤、散盤、或者坐在椅子上雙腳著地，你只要注意兩條腿能夠用最舒服的姿勢就好。全身放鬆，特別是肌肉絕對不能緊繃，否則心難以入靜。

02

剛開始學習靜坐的人，最好臀部下面能墊個三至五公分的軟墊，臀部墊高的好處是在於可以久坐。這個坐墊的高度配合人體的肢體，有助於收攝身心。但座墊材質不能太軟，也不宜用海綿做底，因為會不透氣，氣不通，循環就不佳。最好選用椰子絲所做的，用布包裹做成的墊子，軟硬剛好，而且又透氣通

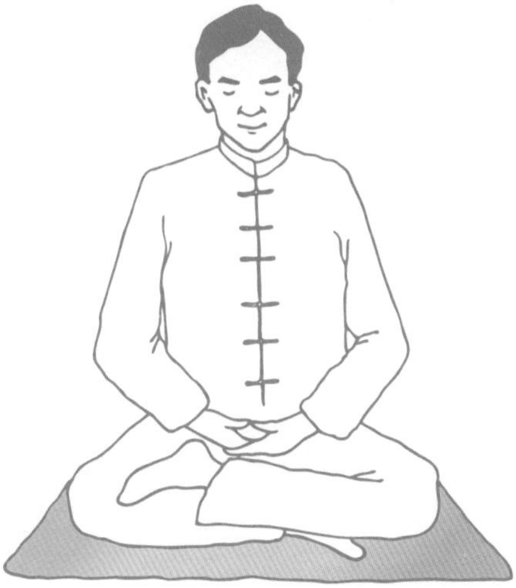

單盤

風，也不會有皮膚方面的問題。

03

用意念稍微把前胸後背（脊椎）、前腹後腰（腰桿）同時挺直即可，但是不要過度用力，否則火氣容易上升。

04

腹部丹田處稍稍往後，不適合垂腹。

05

肛門處稍稍內收，但是不是用力，否則會有痔瘡、上火之虞。

06

兩隻手結三昧手印，也就是兩個手掌心朝上，雙手大拇指相抵。男生

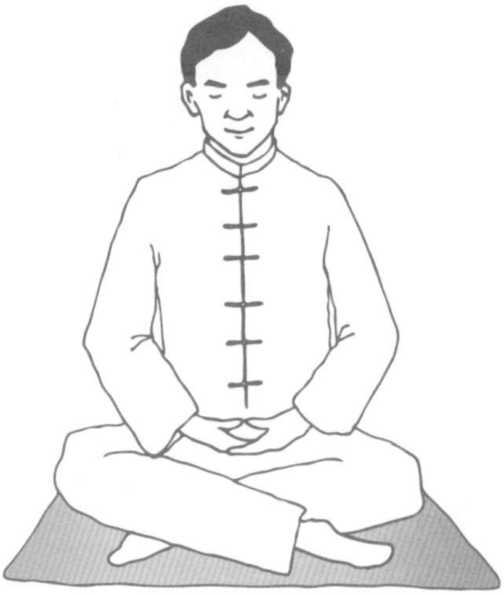

左手在上，女生右手在上，很輕鬆地擺放在雙腿之間，丹田之下。靜坐的時候，這個動作可幫助全身的氣血循環暢通，也如同太極一般陰陽交合通電。

07

胸部稍稍內含，輕鬆拉開，讓呼吸能夠順暢，以任意進出為原則。

08

肩膀很輕鬆地平衡放置，不要左右傾斜或前後擺動。肩膀稍微放鬆地下沉，不要緊張用力。

09

頭稍微輕鬆地往前傾斜約十五度，稍收下巴。這個動作的目的是可以壓住脖子上的兩條動脈。我們的腦海當中會盤繞著很多的雜事、妄想，主要都來自於這兩條動脈，因此稍壓下巴可得到安定神識的作用。

10

兩個眼睛很輕鬆地半閉半張，術語又叫做「垂簾」，就是告訴我們眼皮自然下垂，但是不要闔上。雙眼目光微露，不適合全開。全開的時候會使得精神過於興奮，無法集中；也不適合全閉，全閉則容易昏塞。

11

眼睛於前面尋找一個定點，兩隻眼睛同時向下輕鬆地交會於鼻準前端隔一個拳頭處，有一個透明的球體，無形無狀。這個動作會讓你的心神專注，心光不會外漏。同時配合呼吸，心集中在前面的定位上即可。

12 舌頭稍微後捲，舌尖抵住上牙齦。

13 頭要正，但下巴微微內收，面帶微笑，整個臉龐神經鬆弛，嘴角輕鬆地微笑上揚。

靜坐前的暖身預備

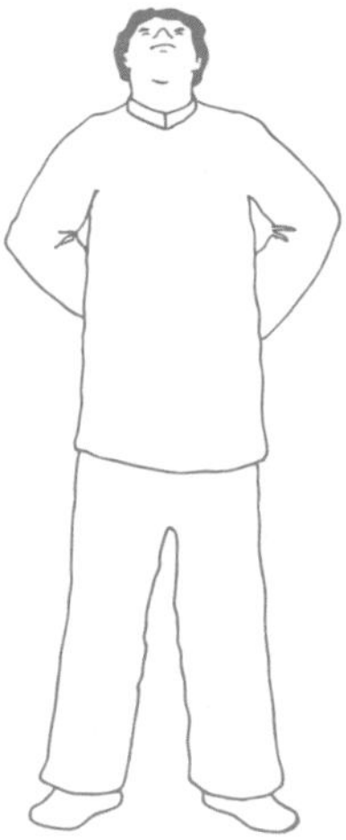

圖一

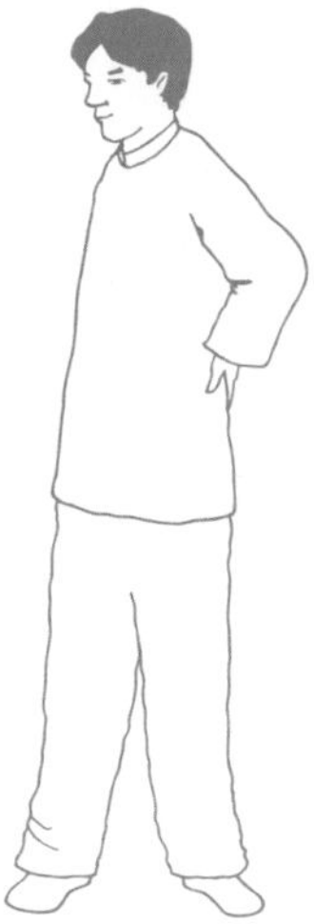

圖二

01

入坐前先伸展四肢，按摩關竅，扭動頭眼。先下巴壓頸，頭往後仰數次〔圖一〕。

02

頭左右傾擺數次。

03

三百六十度旋轉頭頸數次。

04

肩膀隨雙臂左右扭動數次，身體往前，雙臂壓低數次。

05

扭動上半身，左右旋轉數次〔圖二〕。

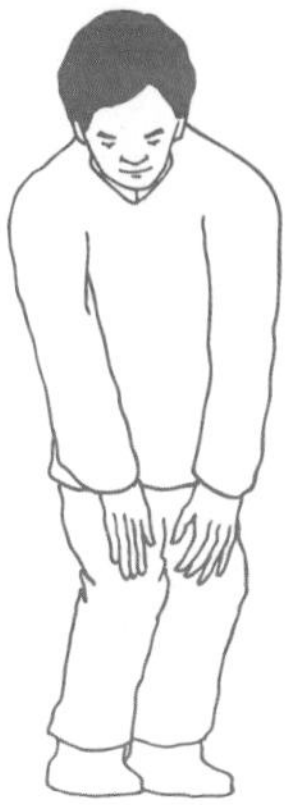

圖三

06 扭動腰部，左右一百八十度和周身三百六十度旋轉數次。

07 拍打大腿內側，並摩擦數次。

08 雙手握拳敲打臀部數次。

09 雙手按膝左右旋轉數次（圖三）。

10 扭動雙足數次。

11 蹲下、站立數次。

12 最後原地踏步，直至呼吸調勻溫和為止。

◎ 臨入坐時，感覺身心困頓、昏沈、通體重澀，這個時候不要急著馬上入靜，要先採清去濁。

01

簡單的方法便是用雙手輕輕地拍打、撫摸前胸、後背和四肢。

02

接著雙鼻吸氣，意引丹田後，用口吐氣，有聲哈氣而出。哈氣時雙眼瞪大，如馬抖身一般，如此做三次，便會覺得精神振奮，塵勞去除。

下座的動作

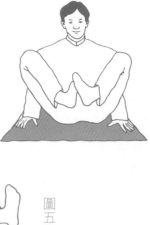

圖四

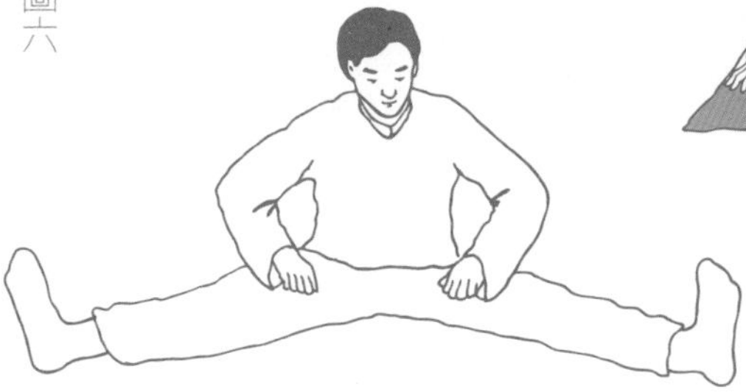

圖五

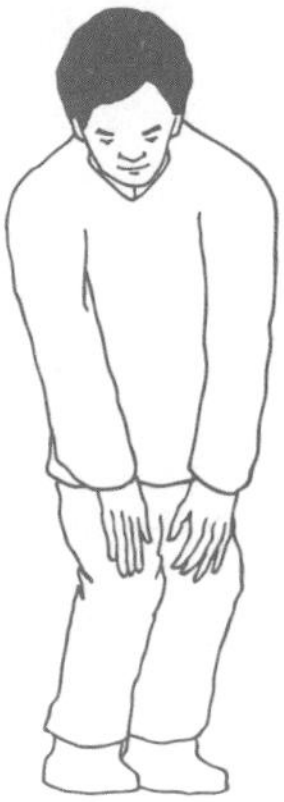

圖六

01

雙腳掌互相摩擦至微熱〔圖四〕。

02

拍打大腿內側及外側，並摩擦數次〔圖五〕。

03

起身膝蓋併攏微蹲，雙手按膝左右旋轉數次〔圖六〕。

04

扭動腰部，周身三百六十度旋轉數次。

05

最後原地踏步至自然狀態即可。

關於呼吸

◎ 開始靜坐，呼吸時從一數到十，從十再往回數到一，自然呼吸即可，毋需刻意。在數呼吸的過程當中，儘量讓注意力集中在呼吸的進出，但是千萬不要刻意去斷除或壓抑你的雜念，一切順其自然，否則反而會使火氣上升。

◎ 當你覺得身體很沉重、很虛弱、很萎靡的時候，你就把注意力集中在你吸進來的氣上面。

◎ 當你覺得精神太過興奮，雜念太過旺盛，好像身上有股燥熱欲動的氣竄盪著你身心的時候，你就把注意力改成放在你呼吸時的出氣上面。

◎ 莊子所說的「真人之息以踵」，真正的意思是指呼吸漸漸地藉由靜坐、調息，愈來愈深，愈來愈沉，但是無聲無息的境界，而不是一口氣就吸入到腳底。

◎初生嬰兒的呼吸，嬰兒雙手握拳，腹部上下起伏，這就是一大秘密。

◎呼吸到較高層次時，便如同烏龜吸氣一般，到最後息息歸臍，這個臍就是修煉到達後天返回先天最上一層的呼吸法。

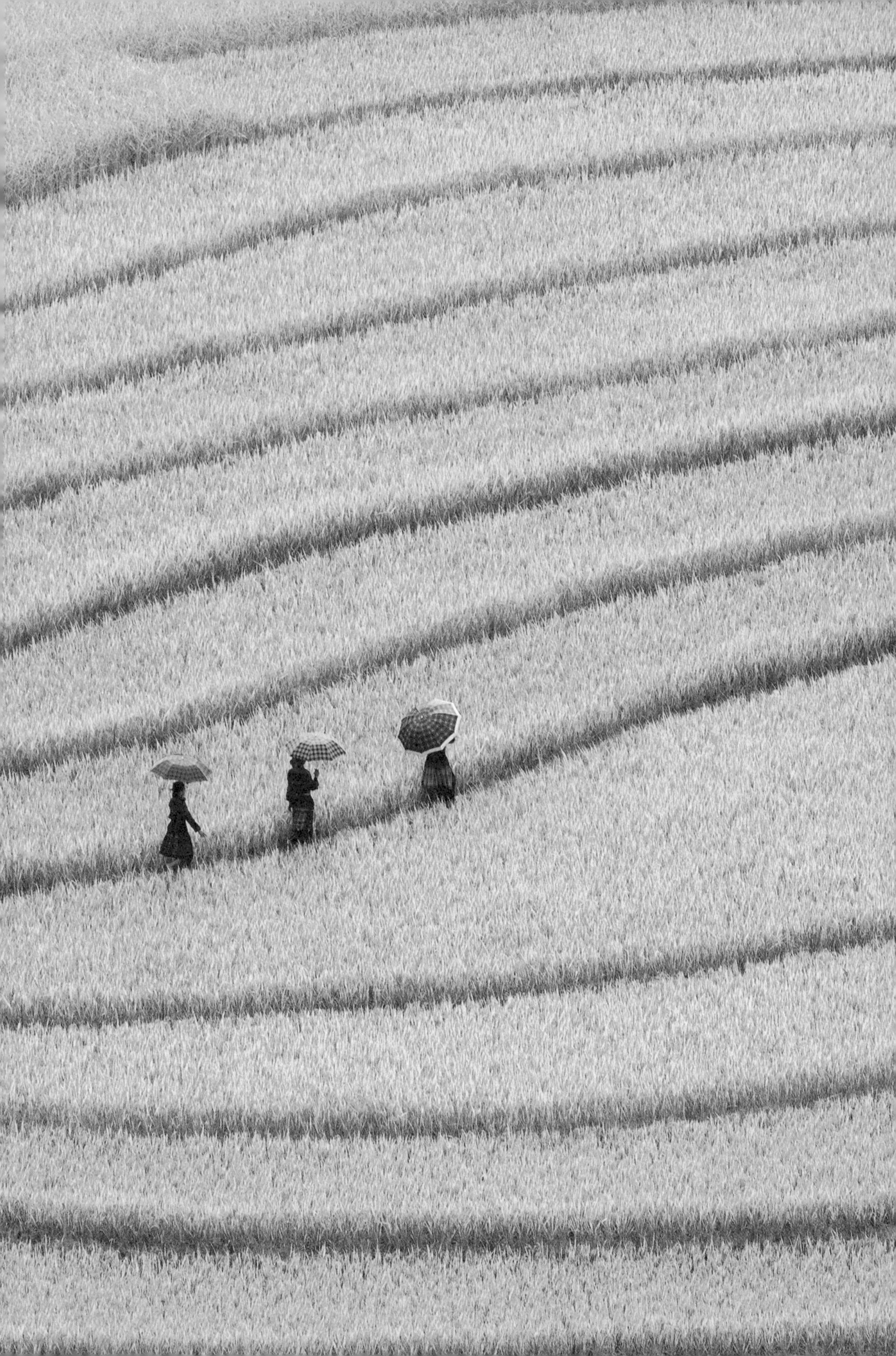

關於修心

◎ 雜念就像千尺之上的瀑流，極難停息與控制。若一再此上作意，又會變成束心太過，久而久之也會成為病灶。所謂「一切自然，切莫捕捉，萬緣放下，只留一炁。」這一炁，也就是我們的心。

◎ 心要靜，主要在於能看破紅塵之中的名利、富貴與情愛。在靜坐的過程中，很多人都是用意念去控制自己的雜念，這其實就如同在木頭上面加油，助其火勢，本末倒置。

◎ 我們的心是不能用強制壓迫的方式教它不起心動念，轉化心念要從根本下手，這個根本便是人的欲望和執著。

◎ 有沒有注意到，不靜坐的時候反而沒有雜念，但一要入靜時，便會覺得腦海當中有如千軍萬馬奔騰不已。這個原理就如同在陽光底下用一個裝了水的玻璃杯子，把它搖晃以後放置在桌上，便會發現水質中漂浮著密密麻麻的雜質。靜坐的時候，就如同這種狀況。

◎ 要讓自己的心清淨，唯一的方法就是倒空杯中之水；就如同你打坐要入靜，便要先虛其心。

◎ 心雜則神昏，心虛則神明；心實則貪欲，心虛則空明。因此你在打坐時一定要先空其心，去其欲，也可以先念誦《心經》一至三次。

◎ 靜坐的時候千萬不要緊繃，身跟心一定要放鬆，特別是心理狀態就任其自然。雜念來的時候就讓它來，停留的時候便讓它停留。主隨客便，一切不管，何時走也不予理會，這便是放鬆的初步。

◎ 世間人從小便妄念不斷，思潮洶湧，煩惱雜生，已經成為習慣，很難斷除。一旦靜坐之後，沒有肢體上面和六根門頭對精神的分散，那時雜念會滋生地更加熾盛。依道家的觀點便是火氣上升，打坐起來自然下半身就會虛弱，循環不通暢。如果有些人念頭想得嚴重時，一打坐便會滿臉通紅，這要小心！很多人以為是因為打坐打到氣色變好，白裡透紅，殊不知是氣血集中在腦部的緣故。嚴重時還會常常覺得耳鳴，頭昏腦脹、偏頭痛，雙眼布滿血絲，這個就是水火未濟。因此打坐時其實要暗示自己，應要放下外境諸緣，只留一心。

◎人類只要想得太多，就會傷到腎氣，腎氣耗損自然腰膝容易痠軟無力，靜坐時就無法持續。因此剛剛接觸時，最重要的要先煉性，什麼是煉性？就是修心養性。性不定則身不正，身不正則氣不達，神自然無法持一而平，神要如何專一讓它至柔？最重要是要從無欲開始。靜坐之前首要空心，空心才可以明心，心明自然性定，這個便是性命雙修之中修性之要訣。

◎《易經》裡講「窮理盡性，以至於命」，學習靜坐能不能進入到天人合一，最重要在於心性的鍛鍊。如果只是一味地枯坐，就如同一灘死水一樣，對於色身是絕對不會有幫助的。

◎真正的靜坐靜到極致時，『百蠅過耳眼不瞬，千蟻臨身心不動』，整個心就是一個大千世界而無紛擾。

◎實際上來說，修道最重要者就在心要鬆、靜、圓、定。真正的心放鬆，就如同雁過寒潭無聲息，船過長江無水痕，語默動靜都是一片安然。一個靜坐的人，真正地入靜時，他的境界恍如在千萬人之中無熟識一人般，於紅塵萬事紛擾中一塵不染，動和靜，對他而言都是一樣的，這個是真正的放鬆時才有辦法進入的境界。

◎靜坐到極靜時，便是心住一境的定相，這也是佛家所言的『如如』之境，境界高時可以達到心空境也空。剛剛初時可以在靜坐時達到此一境界，漸漸地功夫愈來愈深。無論是日常生活中、與人談話間、渡船行走中、吃飯如廁時，乃至在睡夢中皆毫無雜念可以生起。

◎

真正的『圓』，是指對俗世中所有一切的名、利、財、食、睡、褒、貶、衰、盛等等，都已經藉由修心持靜而超越了心齋坐忘，融入於世事之中。一切不受眼睛所看、耳朵所聞、鼻子所嗅、舌頭所嚐、身體所觸、心中所想，而有任何的引動，也就是無根無塵的境界。世間一切人我是非，無法干擾其心，心胸開闊無涯無際，心光自透。靜坐到達動和靜都是一致，這才是真正至鬆、至靜、至圓、至定的境界。靜坐要到達如此的境界，才會達到脫胎換骨真正的妙用。

◎

有時候靜坐時進入較深的定境，會覺得心突然之間光明照遍，就如同廣大無垠的天空一般，周圍一切境界全部知曉，但卻不為所動。喜事來時，不沾沾自喜，恐慌憂懼之事加臨，心也不會隨之起伏。如同色身上面所掛衣物，雖然日日不同，但赤條條的臭皮囊始終一具。

靜坐要訣

◎

對於有聰慧之根的修士，他始終懂得於一切時中隨機而煉。於靜態中持命靜坐，於應退之間，修性。

◎

真正的靜坐處是在吵雜潰鬧中，神氣不動，瞋心不起。於鬧市中如處子一般。這種功德勝過靜坐千回。

◎

大道至簡不在妙無，平日裡遇有空閒，調息將神和氣收攝於臍下之處。隨順呼吸進出之數，如若可以到達萬次之息而無雜亂，收攝六門，漸漸會感覺外界一切呼吸停止，如此的境界中，如同貓看著老鼠一般，知道就好，不需要刻意，漸漸一股陽氣自會冒起。

◎

靜坐修道其實就抱持一種隨遇而安，任何時間心中總放著一個太和平靜的心。呼吸於一切時都要注意要柔順均勻，心神專注於氣息進出之中，便會經常如入虛極、靜極之狀態。這種虛極、靜極的意境，其實以道家來講，就是元神和心，但道家都會把這種境界說為『打開了太極之門』。所謂的『真種』，也是來自於一切虛無中的一炁，修道人如果有辦法掌握到此空無中之一炁時運轉河車，所獲得才是真正的人身至寶。一切仙家最終所獲得的也在於此。

◎

許多修道靜坐之士總喜歡把自己打入到空空如也的境界中，其實在這裡要極為小心。無論你靜坐到任何的靜境，始終仍要於元神之中有所覺知，不然境界不高。最後一著始終在於那一點靈明覺知之真意，這就是所謂的真藥所在處，這也是採得真丹之方法。於任何至高之境界或後天境界中，就是用這個方法去保任它，守護得好，就是活龍養真珠。

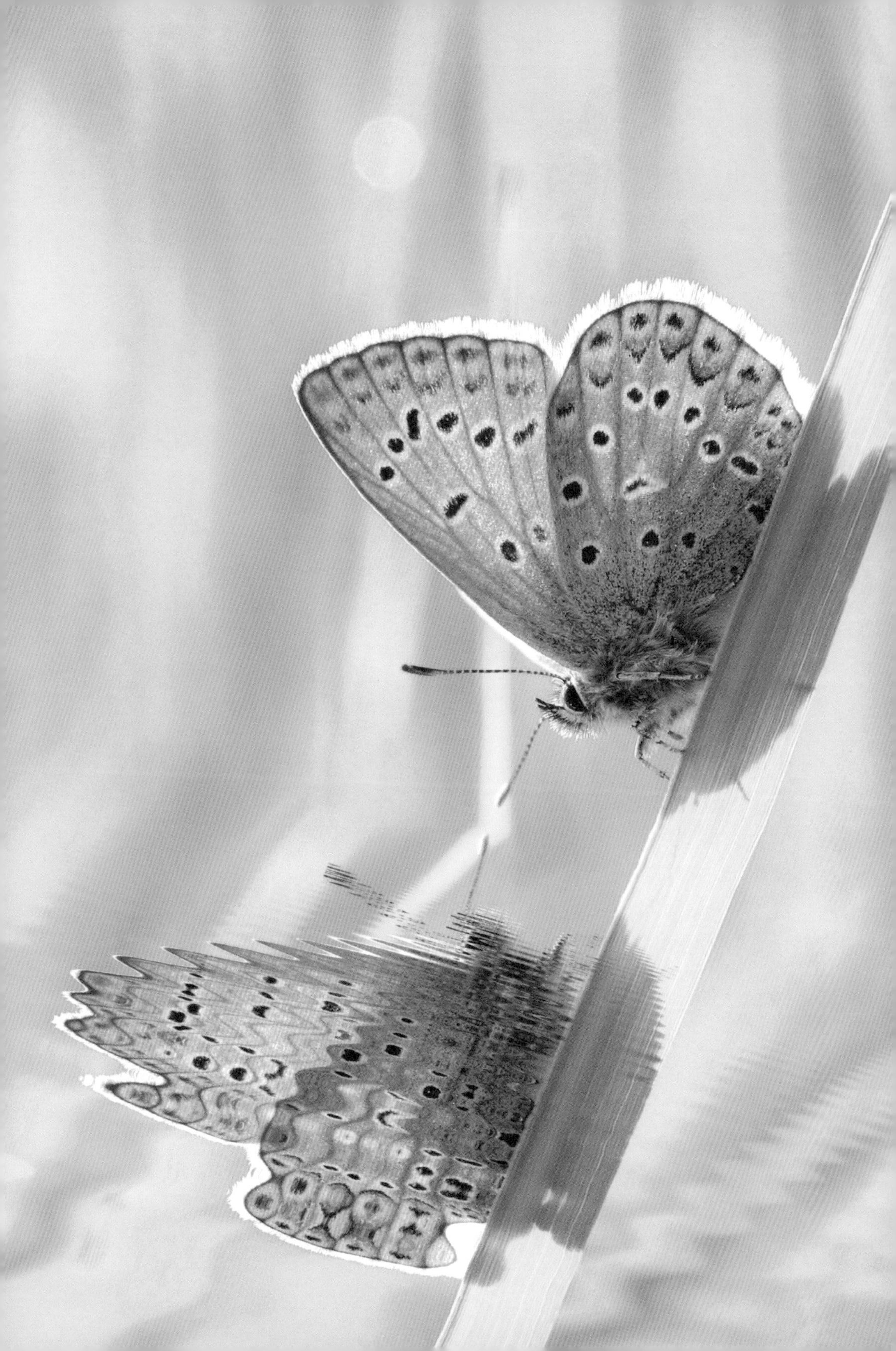

關於功法

本書功法教學影片
請掃描 QR Code

甩手功

練此甩手功可保護腎氣，氣血自通。而配合靜坐，得以打通大小周天。

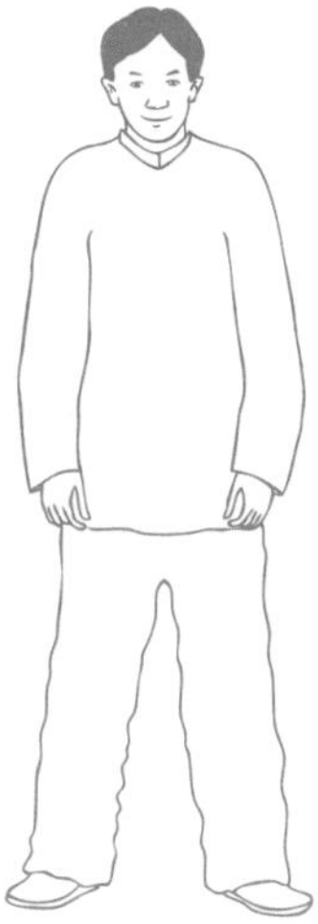

圖一

01

甩手前先兩腳與肩同寬，不著鞋襪，最好是站立在草坪上與地氣相交更佳。先想像全身鬆透如同洩氣球囊般，由頭頂的毛髮一路鬆透到腳底三次〔圖一〕。

02

之後調節氣息，先緩緩吸氣至丹田處，再從丹田處由兩鼻孔吐氣而出三次。

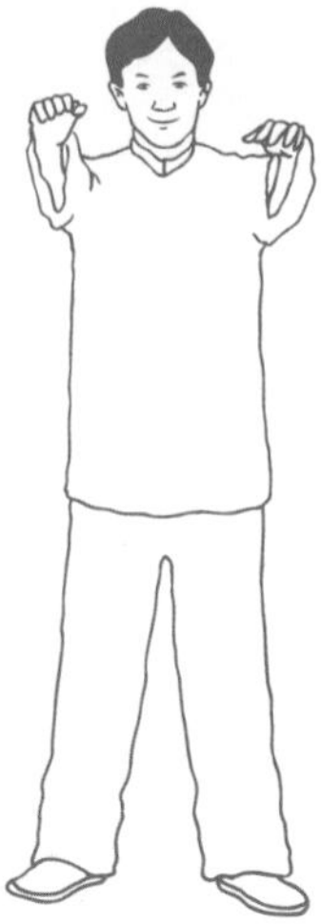

圖二

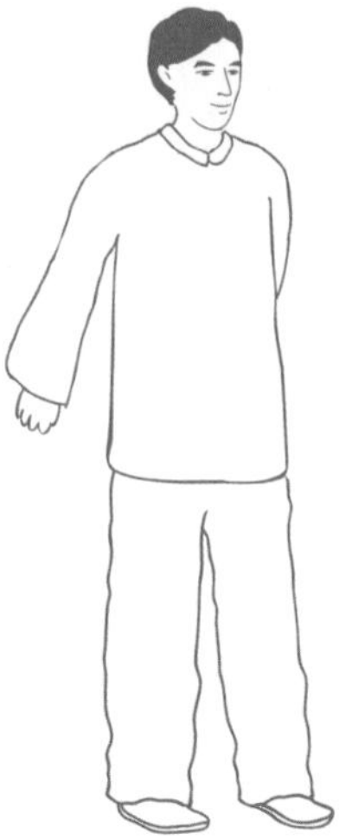

圖三

03

接著把注意力放在腹部區，很輕鬆地讓下腹部完全放鬆，不要憋氣，守住肚臍以下四指半的地方。

04

在甩手時把注意力若有若無地放置在丹田，然後兩手臂打直，包含十指和手掌全部打直，但肌肉和骨架都需完全地放鬆。初期只要先做到意念放鬆，肌肉放鬆，關節放鬆，全身只守住一個「鬆」字訣（圖二）。

05

然後兩手臂用七分力往後稍用勁甩動，到底時用三分力放鬆地往前回彈（圖三）。

06

在往後甩手的同時，足下十趾也須用力抓地，才有觸動氣血循環、蠕動腸胃的機能與效果。漸漸地會發覺有微微發汗和腹部暖和、氣血暢通的效果。

07

雙眼平和無意地看著正前方，但用意不用力，做到有感覺時微微地把雙眼皮蓋起來，但是眼神不閉，仍然看住前方一點處，有收斂精氣神的效果。

注意的重點

◎因為太多雜想與煩惱會讓氣血瘀滯，或者思緒過於散漫無法專注，很容易讓氣凝結形成塊壘，所以在甩手時儘量處於不被外境所動。

◎心過於跳動，容易引起虛火上身，過分時會引起耳鳴，齒牙不舒服。如果沒有調理好，皮膚也會長疹子。此時需要稍作休息，調整呼吸。調整的方法是呼吸自然，眼光內含，耳朵內收，鼻息均勻，口禁語，輕鬆地把注意力放在呼吸上面。可以坐，可以站，重心在於停止萬念紛飛，等到專注力可以時，再恢復原來的甩手。至於守竅，如若在功法未深時，先不宜固守某竅，只要著力於呼吸氣息進出的自然即可。

站樁

初學靜坐的人，如果可以利用站樁輔佐氣脈和精氣神，一定會得到相輔相成之功效。

◎初學靜坐的人，長期拗膝久坐，會使下盤氣血停滯不前，也會帶來不需要的困擾。因此如果可以利用站樁來輔佐氣脈和精氣神，一定會得到相輔相成之功效，這也是古人利用動靜、陰陽的原理所發明出來的一套極有益於修煉的功法。另外，久坐辦公室的人每隔一個鐘頭可以起身做一做這個姿勢，將有助於全身的氣血循環順暢，同時也不會讓血液過度集中在上半身，特別是腦部。

01

首先原地踏步，如同散步一般地輕緩，目的是為了先調整心息，直到呼吸由粗轉細，自己可以掌握身體的狀態。

02

身心放鬆，感覺天地中有一股溫煦的氣息，如同虛空中下了一陣若有似無的細雨，飄灑在自己頭頂上的毛髮，如同獲得了天地間五種重大元素（地、水、火、風、空）的淨化和洗滌。從此由外表的第一層表皮進入真皮層和皮下組織，漸漸地進入了肌膜和各大肌群。也淨化了所有的神經細胞，使得原本萎縮、老死和被分化損壞的細胞獲得修復。再進一步更淨化了心、腦、脾、腎、肺、胃和脊椎以及大小重要器官。之後，感覺自己的元神如同脫胎換骨一般煥然一新。

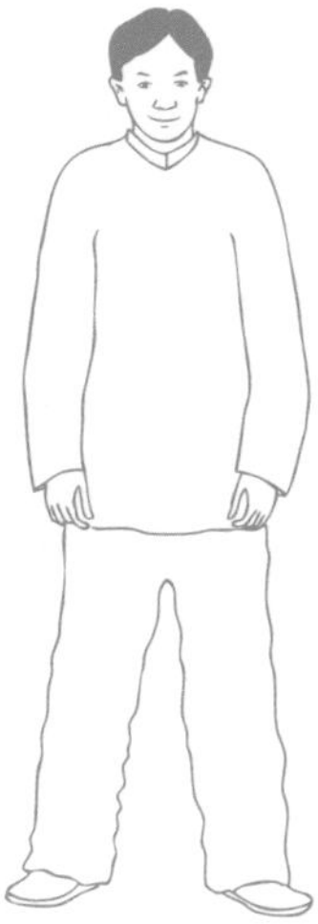

圖四

03

接著以兩腳與肩同寬的姿勢站著，全身放鬆（圖四），到完全鬆透時，膝蓋感覺有股地心引力自然曲蹲，但兩膝不要超過腳趾頭的範圍。

04

此時稍微用意念把注意力放在湧泉穴，同時再度放鬆一次，此時真正鬆至極處時，會有一股暖流從湧泉穴往上竄升直達下丹田處，此時腰骨再度鬆垮，隨著這股盪氣，直達脊椎。

05

到達大椎時，兩手自然如同抱樹或抱球狀前趨。兩手十指相對，中間區隔約一個拳頭的空間，自然平

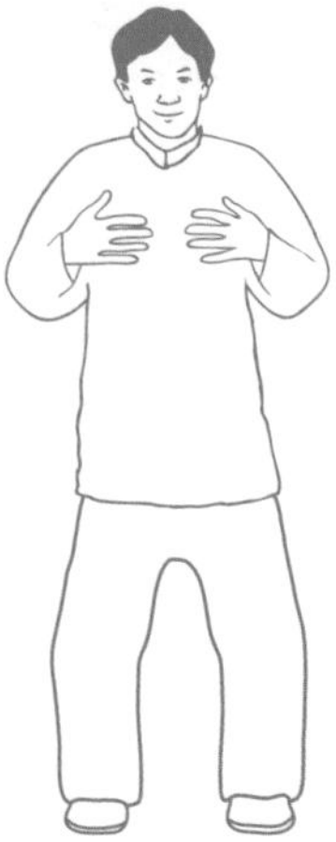

圖五

舉，掌心朝己。想像兩手臂環抱著一無形太極球（圖五）。

06

稍收下巴。兩眼半閉半張，盯住眼前約三尺處。

07

此時再度放鬆一次，加上調息十次，從一至十，再從十返數到一。吸氣時鼻吸鼻出。吸氣舌頭上捲，抵住上顎；出氣時舌頭下捲，抵住下齒顎。此次須把注意力放在下丹田處，配合返聞視聽，專注於丹田。耳朵聽到的一切音聲，全部隨著音聲融入於丹田處，隨著鼻子的出入息，把一切身體的病氣和煩憂，全部隨著出息出走於虛空外境之中。

08

接著再度靜想身體由內而外，由外而內，一層一層地空掉。如果沒有辦法想像空是何物，也可以用意念帶動，假想成從外表的表皮一路放鬆到只剩下一個心。

氣遍全身

此功法適合銜接在任何功法之後，做為收功之法，效果會更彰顯。

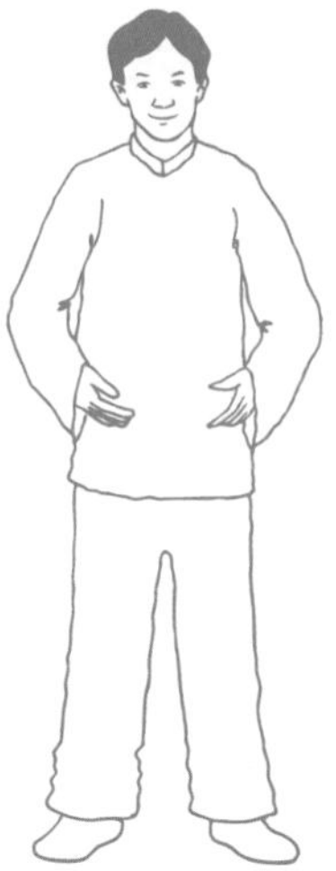

圖六

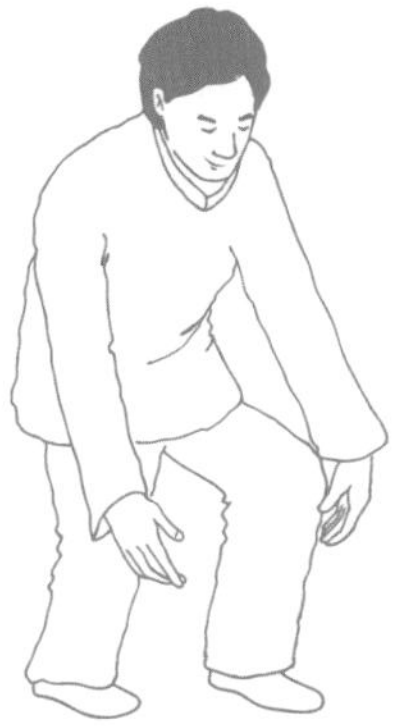

圖七

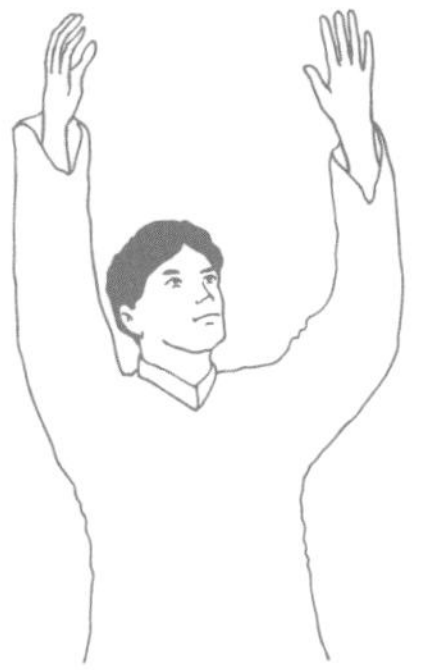

圖八

01

兩腳與肩同寬，自然提起雙手至胸前（圖六），雙掌掌心朝下。

02

胸前雙手緩緩往下滑至腰際；兩腳緩緩下蹲姿往下滑動（圖七）。

03

到底時雙手平舉往前，兩腳起身。配合雙手往上高舉過頭後（圖八），雙手按照原式往下平放至胸前和丹田之中，稍微停頓，如抱一球狀。

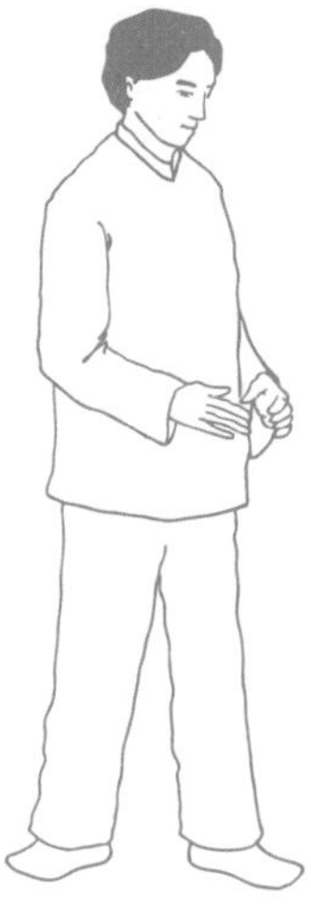
圖九

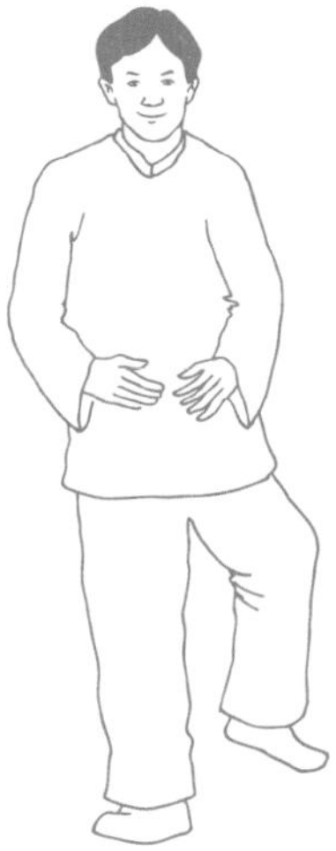
圖十

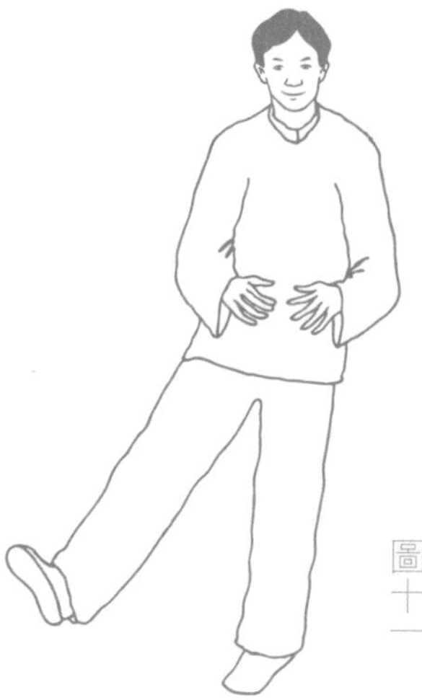
圖十一

04

接著腰部以下不動，腰部以上往左扭動後還原（圖九）。

05

再度移動身軀往右，再度還原。

06

此時抬起左腿（圖十）輕鬆地往左方踢挪，再度抬右腿，往右方踢動（圖十一），還原後雙手平放在大腿兩側。

龍馬負圖形意功

當你站樁到了比較高深的境界時，可以在站樁的姿勢中加入龍馬負圖形意功。

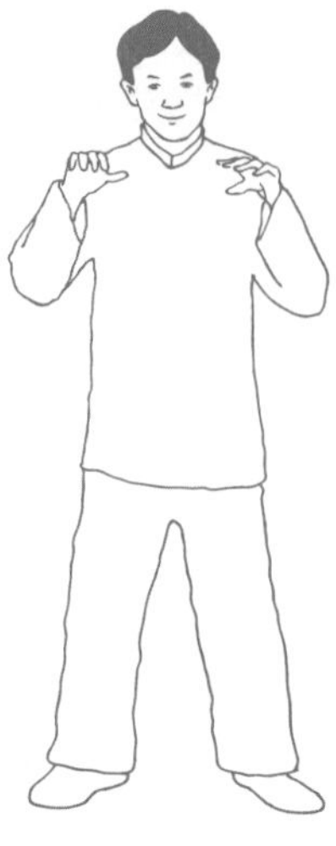

圖十二

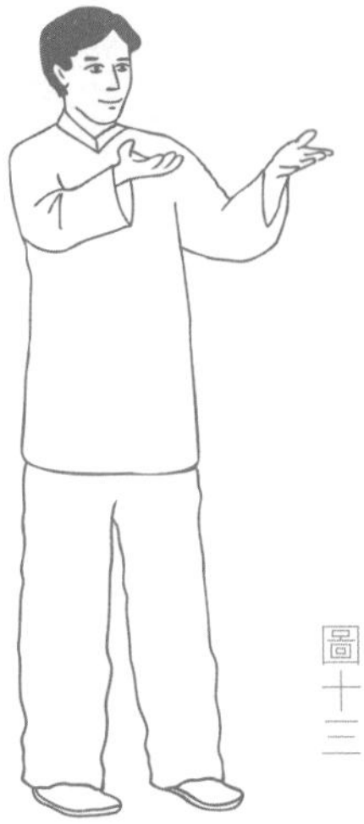

圖十三

01 吸氣的時候身體往下蹲。

02 吐氣的時候，兩個手臂連同雙掌翻掌之後，掌心朝下，往身體的前方推展出去，身體緩緩伸直（圖十二）。

03 再度吸氣的時候，兩手臂連同掌心朝上，吸氣同時身體下蹲（圖十三）。

04 如此反覆做六十四次，配合吸氣和吐氣。

孔雀倒走式

可訓練及強化平常使用不到的肌群，有助於瘦身及減重。其中向上拉直全身的動作，能夠改善脊椎相關的問題。

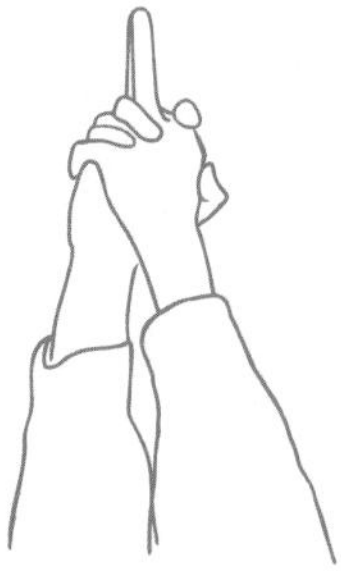

圖十四

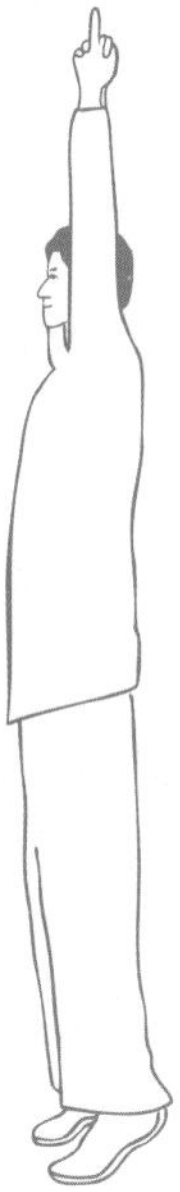

圖十五

01

兩手十指相扣，除中指與中指相抵碰觸伸直外，其餘四指相扣握住，手掌貼緊〔圖十四〕。

02

手指扣住後，雙手向上舉起伸直，同時踮起腳尖。想像頭頂上方有個力量往上，將你全身拉直〔圖十五〕。

03

以倒走的方式，踮起腳尖向後走，一直走到你開始喘時，可稍微休息。依每個人身體舒適的情況，慢慢增加倒著走的腳步數。

04

如果能夠在有斜坡的地方，倒著走練習這個功法，會更加達到效果。

仙人坐功（蹲坐功）

有助於改善脊椎側彎、骨刺等脊椎的症狀。且加強腰腎相關的功能及力量，對於男性女性都有機能調整之助。

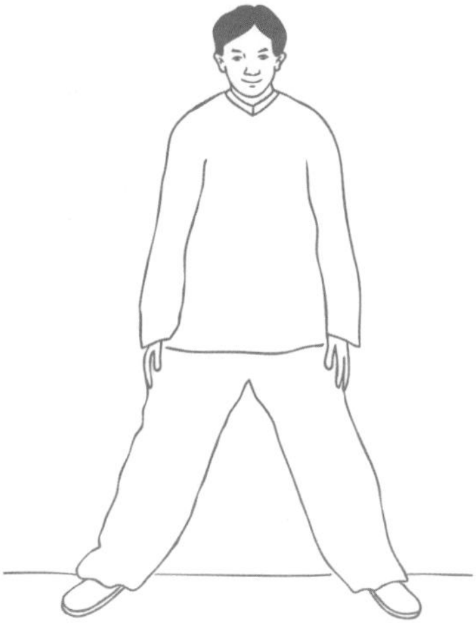

圖十六

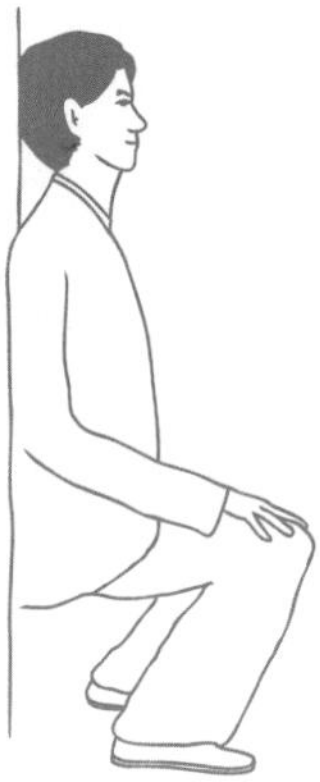

圖十七

01

兩腳張開超過肩膀寬，背部脊椎靠牆，貼緊牆壁，全身從頭到腳放鬆，呼吸自然均勻（圖十六）。

02

調整好呼吸，呼吸順暢，全身放鬆之後，身體開始緩慢下蹲，背部脊椎靠牆，貼緊牆壁，腳尖外八向前。

03

下蹲到臀部與膝蓋齊，如騎馬狀（圖十七），再緩慢將身體回復至原狀。

拍手功

人的指尖手掌通連五臟六腑，這個功法可刺激手指及雙手的穴道，對於五臟具有保養的效果。

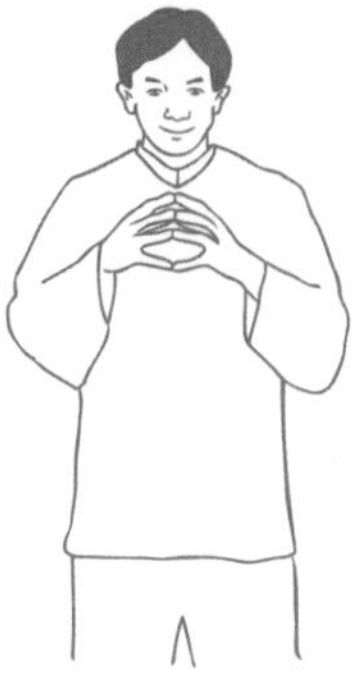

圖十八

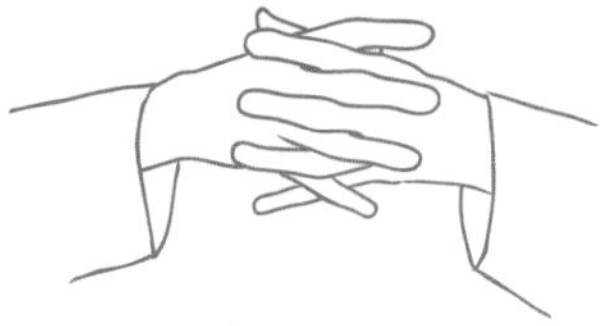

圖十九

01

兩手舉起至胸前，兩手掌心向內，雙掌相對，指尖互相敲擊，以拇指對拇指，食指對食指，中指對中指，無名指對無名指，小指對小指，的方式，敲擊刺激手指的穴道，反覆做二十八次（圖十八）。

02

指尖刺激完後，雙手手指互相交叉，掌心向內，指縫對著指縫，雙手指縫互相敲擊，做二十八次（圖十九）。

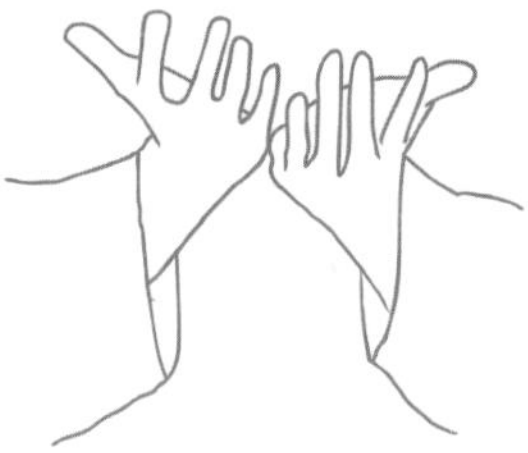
圖二十

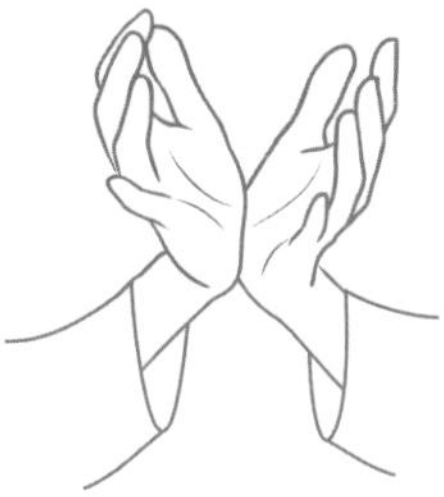
圖二十一

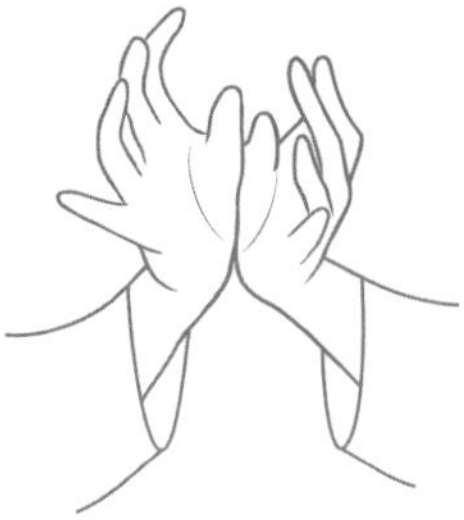
圖二十二

03

雙手平舉，掌心向上，手掌呈手刀狀，靠近小指的手掌內側互相敲擊，做二十八次（圖二十）。

04

接著互相敲擊手腕底部，做二十八次（圖二十一）。

05

再來互相敲擊姆指外側的手掌，做二十八次（圖二十二）。

06

最後手背對手背互相敲擊二十八次（圖二十三）。

07

雙手平舉於身體兩側，掌心向前，兩手伸直（圖二十四），接著雙手掌心

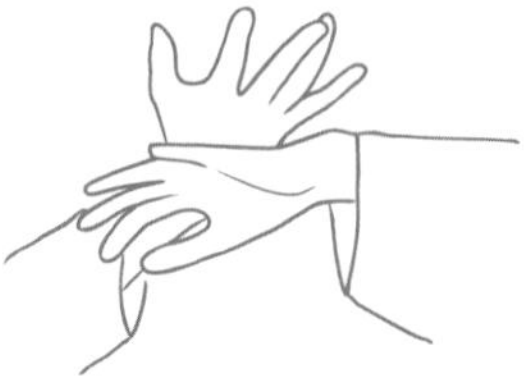

圖二十三

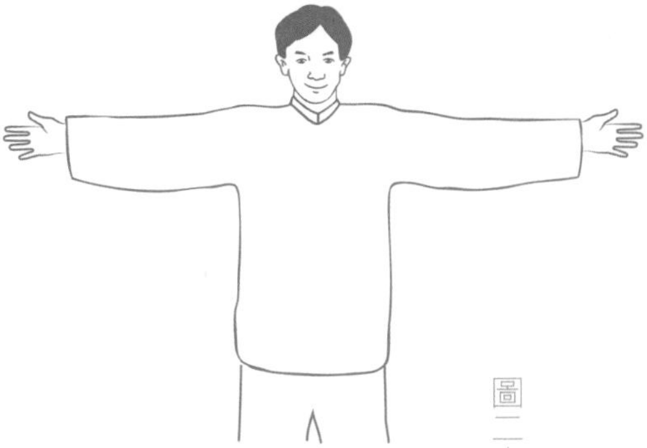

圖二十四

互相用力擊掌（圖二十五）。

這個動作沒有次數限制，一直擊掌到手心痛痛麻麻，才會達到效果。

08

此動作可配合在有斜坡的地方，倒著走練習這個功法，會更加達到效果。可以消耗身體過多的體力，倒著走的動作還有個好處，可以訓練到你平常用不到的肌肉。

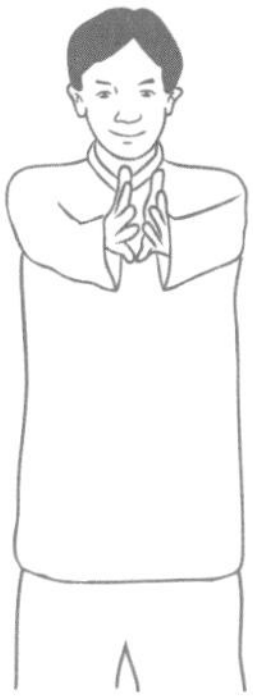

圖二十五

全真臥睡功法

此功法既簡單又極有幫助。練習後往往可以自然入睡而且睡眠品質極佳。

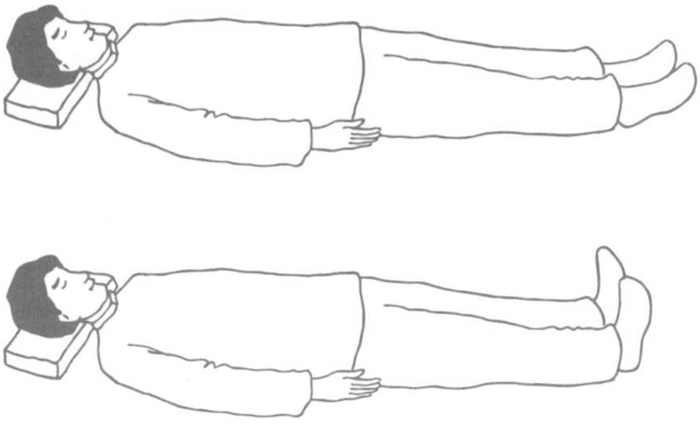

圖二十六

晚上睡覺時記住要先休心，後睡眼，呼吸調和很均勻，兩手自然平放在大腿兩側。此時將兩腳豎立，隨著呼吸，鼻孔出氣的時候，兩腳掌往前扣壓，吸氣時腳掌再度還原。如此身心放鬆，隨著鼻子吸、鼻子吐，嘴巴閉起來，自然做到睡著為止（圖二十六）。

靜坐問答

問：剛開始我沒有辦法雙盤，連單盤都沒法支撐到五分鐘，這樣也可以靜坐嗎？

答：沒關係！你用最舒服的姿勢就可以，要注意呼吸的方法從一數到十，從十再往回數到一。在數呼吸的過程當中，儘量讓注意力集中在呼吸的進出，但是千萬不要刻意去斷除或壓抑你的雜念，一切順其自然，否則反而會使火氣上升。

問：靜坐時，手的姿勢為什麼需要兩隻大拇指輕觸呢？差別在哪裡？

答：這個動作可以幫助置心一處，所謂十指通心，特別是大拇指。人的指尖通連五臟六腑，大拇指和大腦有關聯，所以兩個大拇指相抵也可以幫助妄念停息。另外按摩手指也是平日保健很好的一種方法。一般人平時多按摩大拇指，對大腦也是一種保健。食指是對我們腸胃，中指直通心臟，無名指可以安養肝臟，小指可以保養腎臟。如果懂得養生的基本概念，有時候對於突如其來的急症，也是有效果的。

如果原本腸胃器官就不好，又有脹氣或拉肚子的習慣，就應該沒事多按摩食指；心臟、胸口常覺有壓迫感或悶痛，就要多按摩中指和拇指；心肺功能不好，呼吸器官較弱的人，就要多揉捏無名指；其他像腎臟不好、腰痠或者是氣血循環有問題的人，就要常按摩小指。

問：請問靜坐是坐越久越好嗎？

答：許多人問盤腿的時間怎麼樣能夠再長久一點？我通常會建議不需要如此，人的歲月有限，不需花大把時間在這上頭。常看到很多人一輩子都在腿上做功夫，等到氣血通暢，雙腿可以久坐，人也差不多要離開這世上，很划不來。人永遠沒有辦法跟樹木、石頭、桌椅相比，它們可以一坐百年、千年，那又如何？永遠無法證道求真，開發智慧，性命雙修。

有些上了年紀的人，我都直接叫他坐在板凳上，雙腳只要接到地氣就可以。或者是拿兩塊坐墊墊高，以腿不易麻、酸、痛為原則的坐姿打坐。靜坐的基礎和入門，初期只要把握住雙腿自然而坐，全身放鬆，兩眼半垂，看住前方三至五尺以內的定物，看的時候也不用著意和著力，過度地凝神會使雙眼發脹，甚至於產生錯覺而以為有眼通。重要的是心要放鬆，同時返聞自心，剛開始學靜坐先不要守竅，有任何境界來臨全不理會。

問：我常常覺得很困惑，靜坐時究竟應不應該閉上眼睛呢？

答：靜坐時，兩隻眼睛要很輕鬆地半閉半張，術語又叫做垂簾，告訴我們眼皮自然下垂，但是不要闔上。眼睛通心和靈魂，不要把整個神給閉起來，眼睛一旦閉起來妄念會更多。除非心識熾盛的時候，可以調息稍作養神。平日靜坐時讓心有個出口，最好的方法就是半閉眼睛，收斂心神。

問：為什麼靜坐時需要收下巴？脖子挺直不是呼吸會比較順暢嗎？

答：靜坐正確的姿勢是頭要稍微輕鬆地往前傾斜約十五度，並且稍收下巴。這個目的是可以壓住脖子上的兩條動脈，我們腦海中常會盤繞很多的雜事、妄想，主要都是來自於這兩條動脈。因此稍壓下巴，可以得到安定神識的作用。

問：靜坐時，我曾經感覺心很慌亂不安，覺得坐不住。像這樣的時候可以怎麼幫助自己？

答：假如靜坐的時候，覺得心慌亂不安如同有事要發生一般坐不住，或者胸口堵得發慌，很不舒服，這是因為你的心火過盛。這個時候可以用到守竅的方法，很輕鬆地把雙眼注意力放在山根，大約三到七次的呼吸，接著再把注意力放在肚臍以下約四指半的地方，漸漸地心胸就會一片坦然。

如果感覺意氣浮動，可以時而輕輕地闔上雙眼，把意氣稍微專注在丹田處，配合吐納，等心神再度統一之時，再回復到垂簾，半閉半張。如若覺得身體沉重，昏昏欲睡，無法把心力集中在竅穴上，此時可以雙拳握固，大拇指壓住在無名指根部，兩臂伸直，拳心放置在大腿處，瞪大雙眼，看著正前方數度之後再還原。如果感覺心思極多，或有些不是正面的、偏執大的妄念，就看著這些念頭，但是可以把一切的妄念全部配合著呼吸進出，投射在鼻準約一個拳頭處，等待心績恢復之後，再度還原。

問：一天之中有特別適合靜坐的時間嗎？

答：靜坐調息也要了解子午流注和其他經絡行走最好的時機，人的氣息分為旺、相、死、休、囚，靜坐對氣最好的時機最好在中午以前，如果可以在子時和午時更好。最好在每天的陽時，特別是在寅時和卯時（早晨三點到七點），這段時間是屬於陽氣剛剛升起的時候，如果可以臉朝東方或南方盤腿靜坐，隨著呼吸進出，清氣入身，自然會產生口中津液，等到它滿時便吞嚥，吞進一小口時，肛門輕輕一縮，如此反覆行之。如果氣不足，就把頭往下，嘴巴微微張開，把氣往外徐徐吹出。

問：因為我從事的是業務工作，本身又是單位主管，所以有業績達成目標，而且又有部屬需要帶動。可能因為這樣子的緣故，近來壓力太大，導致這段時間都睡不好。特別在靜坐的時候心都沒有辦法專注，跳動得很厲害，胸口處總覺得有一股悶氣出不來，因此靜坐的效果並沒有太好。不知道碰到這種情形，平常可以怎麼對治？

答：失眠的原因當然很多，中醫裡面這個叫做不寐症。過度使用腦力的人、年歲過高的人、痰症過多的人，或者是身虛心煩氣躁的人，這些情形之下都會有睡不好覺的情形。你的狀態是屬於用腦過度，思慮過多，因此血液都集中在腦部，氣血循環不好，所以變成氣虛而心浮。這個在中醫來說也可以說是水火不交，要找有經驗的老醫師，轉化變成水火既濟。如果靜坐到了較高境界的時候，有一個口訣叫做『心念止於背脊中』，所指的就是這個方法。

我建議你在臨睡前一個時辰，要把所有公司的事情全部拋諸腦後，多聽音樂或看一些休閒性的節目，或者是看一些軟性的文章。同時睡前可以用鹽巴水泡腳，用臉盆浸熱水大約十五分鐘到半個鐘頭，把所有的血液往下帶動到腳部。然後可以用手按摩或用拳頭敲打後足跟的中心點，不宜太用力，舒服為原則，敲打和按摩均可。

問：我有心血管疾病的問題，靜坐會有幫助嗎？

答：根據道家祖師呂純陽所說的，靜坐時只要能夠把握住不要有雜念，不要有欲念，清淨你的思慮，最後心息相依，漸漸地你便會覺得精氣充滿，神清氣爽。這些如果長時間維持住，對於人身體裡的五臟六腑都有自然調節的功效，這同時也呼應了《內經》裡面所說的原理。特別是你的心血管長久有問題，如果可以暫時停止一切不必要的雜念和妄想，身心放鬆，心臟的功能便能幫忙協調營衛其他器官，你的氣循環就會順暢，心神自然就可以平靜。如果飲食上少吃紅肉，飲食避免精緻，少油、少甜，多吃燙煮的青菜，一段時間之後，你的身體自會轉化。

問：我是上班族常常久坐。除了靜坐之外，有沒有什麼簡單的功法適合我？

答：你可以練習這個功法，兩腳與肩同寬，全身放鬆，到完全鬆透時兩腳自然鬆沉約十五度；此時自動提起雙手至胸前處，兩手十指相對，中間區隔約一個拳頭的空間，自然平舉，掌心朝己，兩眼平視著正前方一個定處。初時呼吸任意自然，到全身放鬆時再開始細數呼吸數，從一到十，再從十到一。

如果血壓較高的人，當數息到全身極放鬆的時候，可以把注意力集中在湧泉穴，如此可以讓血液往下流走，久而久之，對血壓是會有幫助的。如果是腸胃機能不好的人，調整呼吸到輕鬆的時候，可以配合吐納，吸氣的時候稍微用力，想像腹部往背部的方向內縮，氣貼背；吐氣的時候自然放鬆，腹部往前挺出。如此反覆做到舒服為止，這有助於胃腸的蠕動或便秘。總之，有各種應用的技巧，根據個人所需，都可以在基本站樁上獲得利益。

問：我現在快要進入更年期了，請問靜坐對我會有幫助嗎？

答：如果害怕更年期問題，更應該藉由靜坐防止老化。任脈對於腎氣也有很大的助益之處，如果長期靜坐就不會有前列腺和婦女方面問題產生，如果可以配合靜坐後兩手摩擦手掌心至發熱，摩擦丹田六十四次，男先往右摩擦成順時鐘方向三百六十度，女逆時鐘摩擦，這樣子的效果對於男女會有極大幫忙，固本培元，預防男女的老化以及女性的白帶冷感、子宮卵巢方面的病變。男性則對於前列腺陽痿、腎虛都有功效。

問：我常常覺得身心昏沉、身體沈重，如果靜坐就會很容易睡著，請問這時候該怎麼辦呢？

答：臨入坐時，感覺身心困頓、昏沉，通體重澀，這個時候不要急著馬上入靜，要先採清去濁。簡單的方法便是用雙手輕輕地拍打、撫摸前胸、後背和四肢，接著雙鼻吸氣，意引丹田後，用口吐氣，有聲哈氣而出。哈氣時雙眼瞪大，如馬抖身一般，如此做三次，便會覺得精神振奮，塵勞去除。平日你也可以用我教導的六字訣，去除五臟六腑之濁氣。入坐時也要注意四肢、頭目百骸、經絡之調節導引，這是前行方便，避免濁氣滯留於身的方法。

問：我常聽人說，靜坐要意守丹田，丹田究竟在哪裡？為什麼這麼重要？

答：我們身體的主要生命精髓都集中在臍部，特別是氣海，它占據了整個臍部以下，這個地方是靜坐時比較要注意到的地方。此處是靜坐時身體的核心和中心點，它可以主宰身體的重心。它就如同萬丈高樓啟建時之地基，就像埃及金字塔的最底層，因此為什麼靜坐都教人注意丹田？理由即在此。

問：我有時候靜坐時會覺得口乾舌燥，這時候可以怎麼做？

答：人如果覺得心煩意亂，或身處乾燥地區，可以嘗試捲起舌尖，就會很快平心靜氣下來，也不會覺得口渴身燥，慢慢地再把口水吞嚥，身心漸漸就會平衡。平日裡我自己也會配合呼吸，舌抵上顎和收捲舌頭，和縮抵下顎，便覺得精氣充滿，不會疲累。在台灣，很多人都有腸胃問題，靜坐之後，所產生的口水，他們吞嚥一段時日後，很奇妙地腸胃病就改善了，主要的原因是因為經由靜心之後，產生出來的津液會分泌出酶的成分，可以改善胃疾。

問：我看武俠小說，都會說到打通任督二脈。到底什麼是任督二脈？靜坐也跟任督二脈有關嗎？

答：靜坐無論是養身或者是用來修煉，都會接觸到任脈和督脈，以陰陽來說，任脈屬陰，督脈屬陽。任脈是從下排牙齒開始到達會陰，督脈是從會陰到達上排牙齒，任脈一定是往下行走，督脈則向上滑行。在道家來說，修煉如果可以通達任督二脈，都說是小周天已打通，進一步如果可以通達氣穴、黃庭跟泥丸三處者，稱作打通大周天。任督二脈和奇經八脈都有牽連，所謂八脈就是指任脈、督脈、衝脈、帶脈，以及主一身之表部的陽維，主一身之內部的陰維，主一身之左右陽分的陽蹻，主一身之左右陰分的陰蹻。一般道書上把小周天稱作河車搬運，其實用白話一點地說明，就是指人的下嘴唇處，相學來講叫做承漿的地方，往下行走到會陰，這個就是任脈；往後經過肛門，沿著尾閭往上攀升經過後腦百會，往下經過印堂、鼻準、人中，到上嘴唇處的齦交穴為止，這個是督脈。

靜坐時根據各派修煉呼吸功法的不同，或者配合其他動作，大部分的修士都會產生陽氣，這股氣隨著氣機發動以後會往後蔓延爬升，漸漸地會往脊椎骨升遷。根據各派師父所給的口訣，透過呼吸便可以帶動氣，經過後夾脊一路到達玉枕穴，從百會往下經由山根，由鼻子的兩側蘭台、廷尉，往下經過嘴唇下滑到承漿，承漿繼續由膻中經過腸胃處，循環一圈後到達丹田。真正的任督二脈打通並非由意念或強迫式的引導，要由修士自己心極靜處而產生的氣機，完全是自發而產生的河車搬運。

問：任督二脈對我們的健康到底有什麼影響或幫助呢？

答：任脈、督脈周天打通之後，對於先天不足和後天失調都有絕大的幫助。人之所以會有內分泌和腺體失調的原因，都來自於腦下垂體的老化。如過經由靜坐打通任督二脈，當然可以改變體質，對於一切的神經系統、內分泌系統、荷爾蒙都會有直接的好處，也可以回春，返老還童，皮膚姣好，氣血循環通暢。如果靜坐後配合按摩，也可以預防失眠症。任脈、督脈打通就不會再有手腳冰冷，以及一切的免疫系統問題，總之好處實在太多，無法一一說盡。

薄伽梵

靜坐屑言集 1

王薀 先生／著

靜坐——這一檔子事

國家圖書館出版品預行編目（CIP）資料

靜坐屑言集 01 靜坐——這一檔子事
王薀先生 著
初版／台北市 2016. 05；
267 面； 17x23 公分；
ISBN 978-986-92715-2-3（平裝）
1. 靜坐 2. 養生
411.15 105003814

編輯——薄伽梵編輯整理
出版——薄伽梵有限公司
地址——台北市郵政信箱 117-772 號
電話——+886-(0)2-2707-8599
傳真——+886-(0)2-2707-5788
Email——bhagavanpublishing@gmail.com
歡迎加入 **王薀先生**
facebook www.facebook.com/teacherwang777
痞客邦 teacherwang777.pixnet.net/blog
ISBN——978-986-92715-2-3
定價——350 元
初版一刷 2016 年 5 月
Printed in Taiwan

薄伽梵

薄伽梵